나 홀로
근무하는

평범한
보건교사
입니다

나 홀로 근무하는
평범한 보건교사입니다

혼자 근무하는 보건교사에게 필요한
보건실 운영 노하우

초 판 1쇄 2025년 03월 11일
초 판 2쇄 2025년 04월 16일

지은이 평범한 보건교사(김보라)
펴낸이 류종렬

펴낸곳 미다스북스
본부장 임종익
편집장 이다경, 김가영
디자인 윤가희, 임인영
책임진행 이예나, 김요섭, 안채원, 김은진, 장민주

등록 2001년 3월 21일 제2001-000040호
주소 서울시 마포구 양화로 133 서교타워 711호
전화 02) 322-7802~3
팩스 02) 6007-1845
블로그 http://blog.naver.com/midasbooks
전자주소 midasbooks@hanmail.net
페이스북 https://www.facebook.com/midasbooks425
인스타그램 https://www.instagram.com/midasbooks

ISBN 979-11-7355-108-6 03510

값 20,000원

미다스북스는 다음세대에게 필요한 지혜와 교양을 생각합니다.

혼자 근무하는 보건교사에게
필요한 보건실 운영 노하우

나 홀로
근무하는
평범한
보건교사
입니다

평범한 보건교사 (김보라) 지음

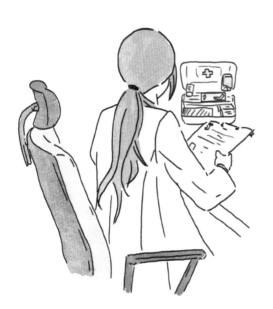

미다스북스

프롤로그

왜, 이 책을 쓰게 되었나?

✚

나는 항상, 학교 안 보건실이라는 공간에서 홀로 근무하며, '학교 안에서 보건실 기능과 그에 따른 보건교사의 역할은 무엇일까?'에 대해 많이 고민한다. 학교 안에 보건실이 필요하니 보건실이라는 장소가 만들어져 있고, 그에 따른 보건교사도 배치가 되어 가는 것일 텐데, 이에 따른 명확한 기준이 없다는 부분이 항상 의아했다.

지금까지 보건교사로서 근무하면서, 응급처치 매뉴얼과 학생건강증진 정책 방향, 감염병 대응 매뉴얼 등 다양한 매뉴얼과 지침서를 반복적으로 보고 또 보았다. 하지만, 보건실의 기능과 보건교사의 역할을 정의하고, 보건실 운영에 관해서 설명해 놓은 가장 기본이 되는 지침서를 본 적이 없었다. 보건실의 면적과 크기, 보건실에서 갖추어야 할 물품들에 대해서 나와 있는 매뉴얼도 있고, 골절 시 응급처치, 화상 시 응급처치 등 어떠한 진단에 대한 응급처치 방법은 구체적으로 잘 나와 있다. 그러나 보건실 이용자 학생이 호소하는 모호한 증상에 대해 어떤 방식으로 접근하고 대응해야 하는지에 대한 보건실 이용자 지도 방향을 적어놓은 지침서는 어디에서도 보지 못하였다.

보건교사로 발령받으면 학교 안 보건실에서 일하게 된다. 보건실이 학교 안에 있음에도 보건실의 역할에 대한 개념, 운영 매뉴얼이 없는 것이 현실이다. 보건실 안에 홀로 있으면서 아무도 알려주는 사람 없이, 주먹구구식으로 보건실 운영을 시작해 나갔다. 보건실에 아프다고 호소하며 매일 문을 열고 들어오는 학생들에게 어떠한 방법과 절차대로 간호적 처치를 해주어야 하는 것인지에 대해 고민이 많았다.

보건실에 문을 열고 들어오는 학생들에게 적용할 수 있는 체계적인 간호사정 방법, 처치 방법, 대응 방법 등에 대해서 알려주는 선배 보건교사도 연수도 없었다. 매번 주먹구구식으로 병원 경험, 간호사 면허 시험과 임용고시를 보며 공부해 왔었던 의료적 지식을 대입하였다. 지금도 '보건실 운영을 이렇게 하는 게 맞나?' 고민하며 보건실을 홀로 운영하고 있다.

'학교 안에서 보건실은 어떠한 기능을 해야 하며, 보건교사는 그 안에서 어떠한 역할을 갖추어야 하는 것인가? 그리고 그에 따른 보건실 이용자 지도는 어떠한 체계성을 갖추어야 하는 것인가?'에 대한 고민을 항상 하고 있다. 학교에서 혼자 일하며 서로의 보건실 운영에 대한 경험을 공유해 보는 시간이 적은 보건 선생님들에게 평범한 보건교사의 고민과 경험으로 이루어진, 보건실 운영에 관한 이야기를 전하고 싶어 이 책을 쓰게 되었다.

차례

프롤로그 왜, 이 책을 쓰게 되었나?   004

1장 ✛ 보건실 운영에 대한 평범한 보건교사의 고민

1. 학교 보건실 기능과 그 안에 보건교사의 역할 고민   013
2. 보건실을 방문한 학생 1명을 간호하는 시간에 대한 고민   019
3. '10분 고객 만족'을 위한 보건실 운영 고민   023
4. '10분 고객 만족'을 위한 보건실 운영을 적용하고 난 후   029

2장 ✛ 평범한 보건실 '학생과의 이야기'

1. "선생님, 논리 왕이에요?"   035
   반복적으로 두통을 호소하는 학생과의 이야기
2. "새 학기 시작 후 3달 동안 보건실 84회 방문?"   041
   보건실 단골 지도 방안 고민 이야기
3. "운동장 함께 걸어요"   045
   반복적으로 무릎 통증을 호소하는 학생과의 이야기
4. "배가 너무 아파요!"   055
   보건실 바닥에 누워 데굴데굴 구르는 학생과의 이야기
5. "선생님, 토할 것 같아요"   059
   독감 증상 이야기

6. "내 소중한 친구가 아파요"   065
   초등학교 보건교사의 소소한 행복 이야기

7. 심폐소생술 수업, 일곱 가지 질문 이야기   068

3장 ✚ 평범한 보건실 '학부모님과의 이야기'

1. 보건실 문 30분 일찍 열어주세요   085

2. 시력검사 오차 범위가 왜 이렇게 넓어요?   089

3. 이지덤 이상한 데 붙여 주셨네요?   095

4. 이건 화상이에요! 찰과상이 아니에요!   099

4장 ✚ '보건 업무 도움방'에서 공유되는 보건실 이모저모

1. 눈을 감으면 거미줄이 보여요!   107

2. 외로워서 자꾸 찾아오는 학생 이야기   110

3. 보건실은 만물상?   115

4. 학부모에게 하는 보건실 이용 안내?   118

5. 보건교사도 출장과 조퇴가 필요해   120

6. 두통이 아니라 모야모야병이었다니!   126

7. 성장판 손상, 학부모와 어떻게 소통해야 하나요?   129

5장 + '보건 업무 도움방'에서 보는 보건실 이용자 지도, 알짜배기 노하우!

1. 가벼운 두통, 복통, 인후통은 어떻게?   135

2. 머리를 다쳤어요!   146

3. 뇌출혈의 경고! '심한 두통'   159

4. '어지럽다' 증상의 숨은 의미 찾기!   164

5. 가슴이 아픈 건, 심장 문제일까?   170

6. 과호흡 시, 종이봉투 호흡이 도움이 될까?   174

7. 먹지 말아야 할 걸 먹었어요!   179

8. 코피야, 멈춰라!   185

9. 손가락도 소중해요   188

10. 상처 관리도 쉽지 않다   193

11. 화상을 입어 물집이 생겨버렸어요!   209

12. 눈이 이상해요!   215

13. 피부가 이상해요!   224

14. 입안과 치아에 문제가 생겼어요!   232

15. 남학생 생식기 통증, 어떻게 해야 해요?   241

6장 ✦ 학교 감염병 대응 방안과 관련된 이야기

1. 격리권고와 등교중지?   247
   격리권고와 등교중지는 다르다
2. 등교중지 기간은 보건교사가 판단한다!   252
3. 등교중지와 출석 인정?   256
   등교중지와 출석 인정은 구분된다
4. 방학 중에 감염병이 발생했다고 해요!   261
5. 감염병 완치 후, 뒤늦은 발견   265
6. 등교중지, 어떻게 처리해요?   270
   교직원과 학생의 등교중지 사항
7. '잠복 결핵'은 '활동성 결핵'이 아니에요   275
8. 폐렴은 등교중지가 되나요?   278
9. 대상포진도 수두처럼 등교중지를 해야 하나요?   283

에필로그   287

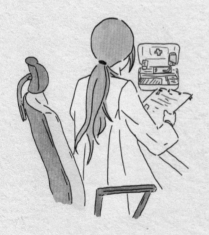

보건실 운영에 대한
평범한 보건교사의 고민

1.

학교 보건실의 기능과
그 안에 보건교사의 역할 고민

　나는 '학교 안에서 보건실의 역할과 기능은 무엇인가?'에 대해 평소에 고민을 많이 해왔다. 하지만 나의 머릿속에 두루뭉술하게 떠다니는 다양한 생각들은 정리되지 않고 있었다. 그러던 와중 이런 고민을 명확하고 깔끔하게 해결할 수 있도록 도와주는 카드 뉴스를 하나 보았다.

　전국보건교사노조에서 만들어진 카드 뉴스였고, 이 카드 뉴스 중에 첫 번째 챕터 '보건실은 보건실에서 할 수 있는 것을 해야 한다'가 가장 와닿았다.

Chapter 01. 학교 내 간호사가 보건교사이다!

" 보건실은 보건실에서 할 수 있는 것을 해야 한다! "

✓ 보건실은 응급후송 전 단계이다.
중요 ★★★

- 보건교사가 판단하는 것은

1. 응급후송인가
2. 감염병인가
3. 응급은 아니나 병원진료 권고인가
4. 간호 처치 후 교실 복귀 가능한가

보건실에 오는 모든 학생은 가장 먼저 이 4가지로 구분해야 한다.

응급후송 전 단계

01 보건실은 학교의 한 부분이다.

보건실은 응급의료에 있어서는 후송 전 단계로써 엄밀히 말하면 응급의료체계 밖에 있는 학교의 한 부분이다.

02 보건실은 응급후송 전 처치를 시행한다.

보건실의 기능은 병원이 하는 전문적 응급처치를 하는 곳이 아니고, 병원으로 후송할 것인가 판단하고, 후송 전 응급처치를 실시하는 곳이다.

전국보건교사노동조합

출처: 전국보건교사노동조합, 카드 뉴스 홍보자료

이 내용을 보면서 보건교사가 학교 보건실을 운영하고 보건실 이용자를 지도하는 과정은 병원에서 이루어지는 병원 진료와는 다른 부분이라는 걸 깨달았다.

학교 보건실의 기능은 병원 응급실 기능이 아니었다. 나는 학교 보건실이 막연하게 학교 안에서 학생들이 찾는 병원 응급실의 축소판이라고 생각을 하였다. 그래서 학생들이 보건실에 찾아오면 병원에서 일했던 경험을 되살려 진단을 내리고 치료를 하려고 했었다. 학교 안에서의 응급실이라고 생각하며 두루뭉술하게 보건실 운영을 고민해 왔던 나에게 전국보건교사노조의 카드 뉴스 내용은 새로운 보건실 운영 방안에 대한 개념을 안내해 주었다.

전국보건교사노조의 카드 뉴스 오른쪽 부분에 나와 있는 것처럼 보건실은 병원이 아니었다. 보건실은 학교의 한 부분이며, 학교 안의 여러 특별교실 중의 하나였다. 즉, 보건실은 학생들이 호소하는 건강 문제를 학생 스스로 또는 학교와 가정에서 적절하게 관리할 수 있도록 중재하고 지도하는 특별교실이었다. 그리고 보건실의 기능은 병원이 하는 전문적인 응급처치를 하는 곳이 아니었다. 보건실을 이용하는 학생들을 병원으로 후송할 것인가를 판단하고 후송 전 응급처치를 시행하는 곳이었다. 엄밀히 말하면 보건실은 응급의료체계 밖에 있는 학교의 한 부분이라는 사실을 새롭게 깨닫게 되었다.

병원 응급실에서 하는 전문적인 응급처치를 의사가 아닌 간호사인 내가 진단하고 치료할 수 없었다는 사실, 그래서 병원 응급실처럼 운영하려고 하다 보니 보건실 운영이 너무나도 힘들고 어려웠다는 사실을 깨닫게 되었다. 카드 뉴스를 접한 이후 전국보건교사노조에서 진행되었던 보건실 운영 연수를 듣게 되었다. 그리고 코스모스메딕에서 진행되었던 응급의학과 전문의사 선생님께서 진행하는 연수도 접하기 시작했다. 이 연수들을 들으면서 보건교사를 시작한 지 7년 만에 처음으로 보건실 운영에 대해 새로운 시각으로 보게 되었다.

보건실에서는 보건교사가 할 수 있는 특별한 영역이 있었다. 학교 보건실에서 보건교사가 할 수 있는 역할은 병원에서 응급의학과 전문의 의사들이 하는 진단과 치료가 아니었다. 보건교사의 역할은 응급상황의 판단에 따른 구분과 응급 후송 전 응급처치, 응급 후송이 필요하지 않은 학생에 대한 간호 중재였다.

그러면 여기에서, 보건교사가 학교 안의 유일한 의료인으로서 해야 하는 구체적인 역할은 무엇일까? 보건교사는 학생이 보건실 문을 열고 들어오는 그 순간부터 학생의 표정, 피부색(창백한지, 홍조가 있는지 등), 목소리, 기침 소리, 걸음걸이 등을 보는 것으로 시작하여 종합적인 학생 건강 상태를 의료인의 시각으로 판단하게 된다.

즉, 보건교사는 보건실에 오는 학생이 호소하는 증상을 4가지 기준점을 가지고 구분하고 판단한다. 이 부분은 학교 안에서는 의료인이 아닌, 다른 교사는 할 수 없는 배타적 전문성이 요구되어 보건교사만이 할 수 있는 중요한 역할이었다.

보건교사가 의료적 관점을 가지고 구분하는 4가지 기준 중 첫 번째는 이 학생이 지금 당장 119 후송이 필요한 학생인지 구분하는 것이다. 그리고 119 후송이 필요한 학생이 아니라면, 두 번째 사항으로 감염성 질환이 의심되는 학생인지 구분한다. 감염성 질환이 의심된다면 다른 학생들에게 감염병 전파방지를 위한 빠른 병원 진료 안내와 조퇴가 이루어진다. 첫 번째와 두 번째 사항이 아니라면 세 번째 사항을 판단한다. 세 번째 사항은 119 후송이 필요한 학생도 아니고, 감염병 의심으로 인한 상태도 아니나, 병원 진료가 필요한 학생인지를 판단한다. 병원 진료가 필요한 학생으로 판단이 되면, 학부모에게 병원 진료가 필요한 사항임을 전달한 후 진료를 받을 수 있도록 안내한다. 위와 같은 3가지 사항이 아니라면 마지막 기준인 보건실에서 이루어지는 간호 처치 이후에 교실 복귀가 가능한 학생으로 판단하여 보건교사가 할 수 있는 간호 중재가 이루어진다. 이 부분은 학교 안에서 의료적 지식을 가진 보건교사가 아닌, 다른 교과 교사들은 판단하기 어려운 의료적 전문 시야가 필요한 분야였다.

내가 보건실 운영이 어려웠던 건, 보건실 이용자들의 간호 처치 때문이 아니었다. 두루뭉술하고 모호했던 이 4가지 판단 기준이었다. 보건실을 방문한 학생이 지금 당장 병원에 가야 하는 상태인지 보건실에서 해줄 수 있는 간호 처치만으로 완화되는 증상을 호소하고 있는 상태인지 판단하는 부분이 어려웠고, 나는 그게 힘들었던 것이었다. 그 판단이 이루어지고 난 이후의 간호 처치는 어려운 부분이 없었다. 병원에 가야 한다는 판단이 들고 나면 119를 연락하거나 병원을 이송하면 되었다. 그리고 간호 처치를 통해서 교실에 복귀할 수 있는 학생이라는 판단이 들고 나면 보건실에서 제공해 줄 수 있는 처치를 하는 부분은 쉬웠다. 이러한 새로운 관점의 보건실 운영과 관련된 연수들을 통해, 보건실 운영 방식을 되돌아보고 개선할 수 있는 계기가 되었다.

2023년 이전에 이루어졌었던 대다수의 보건교사를 위한 응급처치 연수는 병원에서의 진단적인 시야를 벗어나지 못했다. 각 학교의 보건실 이용자 대처 사례가 많음에도 불구하고 이러한 보건실 이용자 대처 및 지도 방향에 관한 사례를 공유하고, 서로 더 나은 보건실 운영 방안을 고민해 보는 연수 구성이 없었다. 그런데 2023년도 이후부터 전국보건교사노조, 코스모스메딕에서 학교 보건실 운영에 초점을 맞춘 보건실 운영 연수가 이루어지기 시작하였다. 이러한 연수들을 접하게 되면서 나 또한, 학교 보건실의 기능과 그 안에 있는 보건교사의 역할에 대해 새로운 시각을 가지게 되었다.

학교 안에 한 명밖에 없는 보건교사로서, 오로지 내 개인의 생각과 판단으로만 이루어지는 보건실 운영에 대한 고민이 많았다. '오늘 하루도 열심히 보건실을 운영했는데 나만의 순서와 기준대로 학생을 보는 것이 최선이었을까?' 의문이 생기던 날들, '내가 겪지 못했던 새로운 증상을 보면 잘 대처할 수 있을까?' 긴장하며 일하는 날들을 겪어나갔다.

보건실 안에서 일어나는 문제 상황을 지혜롭게 대처할 수 있는 경험을 혼자가 아닌 다른 보건 선생님들과 함께 공유하는 연수가 많았으면 좋겠다. 이러한 시간이 늘어난다면, 학교 유일한 의료인으로서의 보건교사라는 역할에 초점을 맞춰 자긍심이 증진되지 않을까?

2.

보건실을 방문한 학생 1명을
간호하는 시간에 대한 고민

나는 오늘 보건실을 방문한 학생 한 명 한 명을 간호하는데 얼마의 시간이 들었을까?

학생들은 매일 보건실에 온다. 그 학생들이 호소하는 다양한 증상들을 듣다 보면 응급상황으로 구분되지 않는 경우 보건실에서 이루어지는 간호 중재 이후에 교실 복귀가 가능한 학생들이 대부분이다. 어쩌면 상처 소독, 후시딘 연고를 바르면 되는 단순한 작은 상처까지 보건실을 방문한다.

'축구하다가 넘어져서 다리를 다쳤어요. 아파요.'

'오늘 아침부터 배가 아팠어요.'

'머리가 지끈 지끈 아파요.'

'손에서 피가 나요.'

학생들은 다양한 호소를 하고, 보건실에 오는 모든 학생은 '아파서' 오는 학생들이다. 나는 학생들의 아픈 증상에 대해 듣고 언제 어디서 어떻게 아팠는지에 대해 질문하게 된다. 그 질문 속에서 증상과 관련된 다양한 질병

가능성을 판단하고 간호 처치 및 지도 내용을 교육한다. 여기에서 나는 다양한 고민이 생긴다.

'학생들이 보건실을 찾아왔다가 나가게 되는데 걸리는 시간을 생각해 본 적이 있었을까?'

'내가 학생 모두에게 질적인 간호를 제공하려면 학생 한 명당 얼마의 처치 시간이 필요할까?'

'처치 시간이 모자라서 줄을 서 있는 학생들을 기계적으로 처치하며 놓친 부분이 있지는 않았을까?'

단순히 손가락이 다친 부분도 어디에서 어떻게 다쳤는지 물어보고, 그 과정에서 손가락에 가해진 충격 가능성을 평가하여 손가락뼈에 금이 가는 가능성까지도 판단한다. 이러한 충격이 없었다면 단순 상처로 보고 상처 소독 후 연고를 바르고 밴드를 붙인다. 밴드를 너무 오래 붙이고 있어 공기가 통하지 않고 습기가 찬다면 상처 부위 주변 피부가 하얗게 변한다는 사실을 알려준다. 그때에는 '상처에 습기가 차지 않도록 밴드를 떼어 내고 연고만 바르면 괜찮다'라고 알려주는 상처 관리 교육도 한다. 이러한 전체적인 부분을 보건실 이용자 간호기록으로 남기는 시간까지 최소 3분에서 5분 정도 소요된다.

발목과 무릎 등 다리 부분의 염좌와 골절 가능성을 파악하기 위해 손상된 부위가 얼마나 부어있는지, 관절 가동 범위는 확보가 되는지 평가한다. 그다음은 에어파스와 같은 약물 도포, 얼음찜질, 붕대나 부목을 적용하는 시간, 붕대나 부목을 적용하면서 주의 사항을 교육하는 시간 및 기록하는 시간까지 최소 5분에서 10분 정도 걸린다. 붕대나 부목을 적용하는 증상까지 가지 않고, 약물 도포에서 처치가 끝난다면 간단하게 2분에서 3분 정도 소요된다.

두통과 복통을 호소하면, 가장 먼저 열이 나는지 확인하기 위해 체온을 측정하게 된다. 언제 무엇을 하다가 어떻게 아팠는지, 어느 부위가 아픈지 등을 물어보고 필요하다면 혈압과 맥박 등 활력징후를 확인한다. 충수돌기염(맹장염)이 의심된다면 신체검진 방법을 활용하여 다양한 복통과 관련된 질환의 가능성을 제외하여 판단하기까지도 최소 5분에서 10분 정도가 필요하다는 생각이 들었다.

보건실에서 다양한 상황을 경험해 볼 때, 다친 상처의 면적이 넓다면 상처 부위를 씻어 내는 과정만으로도 5분 이상의 처치 시간이 필요하다. 운동장에서 활동하다 다치게 되는 경우가 많고, 운동장에 있는 모래와 흙들이 상처가 난 사이사이에 박혀 있기 때문이다. 이러한 모래와 흙을 상처 부위에서 씻어 내는 시간이 생각보다 오래 걸린다. 상처가 난 부위에 모래와 흙들을 씻어주는 것이 보건실 처치에서 가장 기본이 되는 과정이며 중요한 절차이다. 왜냐하면 이런 모래와 흙들이 깨끗하게 제거되지 않은 상태에서 연고 도포를 한다면, 남아 있는 이물질로 인해 오히려 상처가 악화되는 경우가 많기 때문이다. 그래서 보건실에서는 단순 찰과상으로 와도 다친 상처의 면적이 넓다면 기본적인 처치 시간이 길어진다.

학교 규모에 따라 다르겠지만 이러한 학생들이 하루 평균 60명 정도 보건실을 방문한다. 개인별 보건실 이용자 처치 및 주의 사항 교육 시간 5분 ×60명 = 300분. 1교시 수업 시간이 50분 정도일 때 매일매일 6교시씩 수업하는 시간과 같은 시간이다. 이렇게 정신없이 보건실에 오는 학생들을 기계적으로 처치하다 보면, 내가 바쁘다는 이유로 학생이 아프다고 호소하는 내용을 주의 깊게 듣지 못하는 경우가 종종 있다. 그래서 업무가 끝나고 나면 내가 간호 처치할 때 빠뜨린 부분은 없는지 걱정이 많이 되었다. 이런 날을 하루하루 거치며 고민이 많아졌다.

과연, 학생 한 명당 5분의 보건실 이용자 지도 시간이 충분한 것일까? 그리고 내가 5분 동안 학생들에게 제공하는 간호의 질은 좋은 것일까?

3.

'10분 고객 만족'을 위한
보건실 운영 고민

전국보건교사노조에서 이루어졌던 보건실 운영 연수 중 박주영 위원장님의 '10분 고객 만족을 위한 보건실 이용자 지도 과정' 연수를 접하게 되었다. 이 연수를 접하고 나서 나는 뒤통수를 세게 얻어맞은 느낌이었다. 보건실에 오는 학생들을 고객으로 보고 만족시킨다는 개념이 나에게는 없었기 때문이다. '보건실을 이용하는 학생들을 서비스를 이용하는 고객이라는 생각을 가지고, 한 명당 10분이라는 시간 동안 보건실 이용자에게 충분한 의료서비스를 제공해야 한다.'라는 새로운 시각이 자리 잡아 나가는 연수였다. 연수를 듣고 난 후, 보건실 이용자 학생들이 무엇을 원하는지 고민해 보았다. 그리고 보건실 이용자의 문제 상황을 해결하기 위해 어떻게 보건실을 운영하면 좋을지 생각해 보았다.

'보건실 이용자 수가 많다거나, 줄이 길다는 이유로 보건실 이용이 필요한 학생들의 호소를 무시하거나 불성실하게 듣지는 않았는지?'

'보건실 이용자 한 명 한 명이 호소하는 건강 문제를, 매일 보건실에서 일상적으로 경험하는 사례 중 하나로 치부하고 기계적인 간호 중재를 하지는 않았는지?'

'이해와 공감을 바라는 보건실 이용자 입장을 고려하였는지?'

위와 같은 내용을 먼저 되돌아보고, 반성하는 과정을 가졌다.

보건실을 운영하다 보면 짧은 쉬는 시간 안에 학생들이 많이 온다. 그리고 학생들은 수업 시간에 늦지 않도록 빨리 치료해 달라고 한다. 이런 학생들이 쉬는 시간에 줄을 서 있어 간호 처치를 할 때 마음이 급해진다. 이런 이유로 기계적인 간호 처치를 할 때가 많았다. 그리고 보건실 이용자 수가 많다는 이유로 학생들의 호소를 불성실하게 듣기도 하였다.

이렇게 짧은 쉬는 시간 안에 학생들이 보건실 이용을 하는 이유가 무엇일까? 그 이유는 학생들이 건강해야 그 이후에 수업을 들을 수 있는 부분을 간과하였기 때문이다. 학교에서 일하다 보면 학생이니까, 학교 수업을 듣는 학습권의 부분이 중요하다는 생각이 든다. 여기에서 나는 학생들의 건강권을 생각하지 못했다. 그래서 보건교사인 내가 먼저 보건실은 쉬는 시간에만 오라는 규칙을 정하였다.

이러한 부분은 잘못된 보건실 운영의 일반화 사례임을 알려주는 건 '10분 고객 만족을 위한 보건실 이용자 지도 과정' 연수가 처음이었다. 왜냐하면, 대부분 보건 선생님들 사이에서 공유되는 보건실 이용규칙에는 '보건실은 응급상황이 아니면 쉬는 시간, 점심시간에 이용', '보건실은 쉬는 시간과 점심시간에 이용, 응급상황이 아닌 경우 수업 시간 이용 자제'

와 같은 문구들을 사용하여 보건실 운영규칙을 정하기 때문이다.

그래서 나는 이렇게 공유되는 잘못된 보건실 운영규칙 부분인 '보건실은 응급상황이 아니면 쉬는 시간, 점심시간에 이용'이라는 말에 스스로 질문하고, 고민해 보았다.

첫 번째, 정말로 학생이 119가 필요한 응급상황인 경우, 해당 학생이 보건실을 스스로 갈 수 있는 건강 상태일까?

두 번째, 응급상황이란 구체적으로 어떤 상황을 기준으로 말을 하는 것일까?

세 번째, 학생은 스스로 의료적 지식도 부족한 상태에서, 응급상황임을 스스로 판단이 가능한가?

네 번째, 응급상황이 아닌 학생들이 쉬는 시간, 점심시간에만 보건실을 이용하는 경우 보건교사는 짧은 그 시간에 보건실을 이용하는 학생 모두를 어떻게 간호하고 지도할 수 있을까?

위와 같은 4가지 질문에 대한 고민을 거치다 보니, '보건실은 응급상황이 아니면 쉬는 시간, 점심시간에 이용'이라는 보건실 이용규칙이 너무나도 이상하다는 생각이 저절로 들었다.

학생들은 스스로 응급상황인지 판단하기 어렵다. 단순한 두통이어도 뇌출혈의 전조증상일 수 있으며, 단순히 체육활동 후 숨 가쁨과 두근거림이 부정맥의 전조증상일 수도 있다. 이러한 다양한 가능성을 생각하고 응급상황인지 아닌지를 판단하는 건 의료적 지식을 가지고 있는 사람만이 가능하다. 학생들 스스로 본인 증상이 응급성이 있는 전조증상인지 판단하기는 불가능하다. 만약, 학생이 쓰러져서 의식이 없는 상태이거나 뇌전증으로 경련을 하는 상태라면, 보건실로 올 수조차 없는 상태이기도 하다. 이때에는 보건교사가 학생이 있는 곳으로 신속하게 이동하여 상황을 파악해야 한다.

어떠한 부분이 응급상황의 전조증상인지 파악하는 부분은 의료인인 보건교사도 다양한 증상변화 관찰을 통해, 신체적 징후들을 파악해야 하는 부분이다. 그리고 같은 증상이라도 학생이 어떠한 상황에 이러한 증상이 있었는지, 각 장면의 상황에 따라 응급상황의 판단이 달라지기도 한다. 이러한 모호하고 종합적인 모든 경우의 수를 파악해야 하는 응급상황 판단을, 학생들 스스로 본인 증상이 응급상황인지 아닌지를 어떻게 판단하라고 했던 것일까?

증상 하나하나, 상황 하나하나 기준점을 세워 학생들에게 스스로 본인 증상이 응급증상인지 판단하는 기준을 안내하는 것은 불가능하지 않을까?

그리고 쉬는 시간 10분 안에 아무리 빠르게 간호 중재를 제공한다고 해도 네 명 이상의 학생은 보기가 힘들다. 보건교사가 쉬는 시간과 점심시간에 우르르 몰려드는 학생에게 제공하는 기계적인 대처에서 질적인 간호 중재가 가능하지도 않다. 그렇다면, 교사들은 수업 시간에도 학생들이 건강 이상을 호소한다면, 언제든지 학생이 보건실을 이용할 수 있는 환경을 만들어 주어야 하지 않을까?

보건실은 쉬는 시간과 점심시간에만 이용하라는 보건실 운영규칙은, 학교 교육기관의 수업 중심의 사상이 반영된 잘못된 보건실 운영의 일반화 사례였다.

여기에서, '학생들의 건강권이 확보되지 않은 상태에서 학습권 확보가 가능한 것인가?' 질문해 보아야 한다. 학생들의 학습권은 학생들이 건강한 상태로 학습을 할 수 있을 때 확보되어야 한다. 그런데 이러한 부분을 간과하고, 수업이 중심이 되는 학교에서는 학생들의 학습권이 더 중요하다는 생각이 지배적이다. 학생들의 학습권보다 더 중요한 것은 학생들의 건강권이다. 기본적인 건강이 형성되어야 학교 교육 활동도 원활하게 참여할 수가 있다. 나는 학생의 학습권 이전에, 인간이라면 누구나 본질적으로 기본이 되는 건강권이 먼저 확보되어야 한다고 생각한다.

10분 고객 만족을 위한 보건실 이용자 지도가 이루어질 수 있는 환경을 만들어 나가기 위해서, 보건교사는 짧은 시간 안에 간호 처치를 해야 한다는 압박감에서 벗어나야 한다. 학생들이 건강권에 이상을 호소할 때, 수업 시간이든 쉬는 시간이든 상관없이 보건실을 방문할 수 있는 보건실 운영 규칙을 다시 정립해 나가야 하지 않을까?

10분 고객 만족을 위한 보건실 이용자 지도에서 있어서 보건교사는 학생이 보건실에 들어오는 걸음걸이와 표정, 목소리 톤 등에서부터 민감하게 학생들의 증상 부분에 대한 관찰을 시작해야 한다. 이후에는 학생이 말로 표현하는 증상들을 확인하여 학생 상태를 판단하는 과정을 거쳐 다양하게 수집한 자료를 기본으로 판단을 내려야 한다. 이러한 의료적 판단을 위한 충분한 단계를 거치는 시간을 확보하는 것이, 중간에 잘못된 판단을 하는 오판단의 경우의 수를 줄일 수 있는 가장 좋은 방법이다.

　학생들이 언제든지 보건실을 편하게 이용할 수 있는 환경. 보건교사는 학생들이 호소하는 증상에 대해 충분히 생각하고 판단할 수 있는 시간이 확보된다면, 학생들의 보건실 이용 만족도는 자연스럽게 높아질 것이다.

4.

'10분 고객 만족'을 위한
보건실 운영을 적용하고 난 후

✚

나는 보건실에 방문하는 모든 학생을 다 보아야 한다는 무의식적인 생각에서 벗어나게 되었다. 학생들이 보건실에 많이 오고, 줄이 밀려 있으니 무조건 빠르고 신속하게 학생들을 다 치료해야 한다는 강박에서 벗어났다. 이때부터 보건실 이용자 지도에 있어 많은 변화가 일어났다. '보건실은 쉬는 시간에만 이용' 등의 이용규칙들을 삭제했다. 그리고 담임선생님들에게는 학생이 아프다고 호소하면 언제든지 보건실로 보내 줄 수 있도록 안내하였다.

보건실 이용자 처치방향을 바꾸어, 보건실에 줄이 서 있어도 학생 한 명한 명, 세심하게 5분 이상 학생들의 증상호소와 관련된 부분을 들었다. 판단이 모호한 부분에 대해서는 다시 질문하여 확인하였다. 학생이 반복적으로 보건실을 올 때는 이전의 학교 간호기록을 확인하고 비교하였다. 한 명씩 충분한 시간을 들여 학생이 호소하는 증상을 면밀히 살피고 간호중재를 해주기 시작했다.

줄을 서 있는 학생 중에서 표정, 서 있는 자세, 걸음걸이 등을 보고 먼저 의료적 판단과 처치가 필요한 학생을 선별하였다. 줄을 서 있는 학생 중에 보건교사의 간호 중재가 먼저 필요한 학생을 선별하는, 우선순위 선정 과정을 거치는 것이다. 우선순위가 같다면, 선착순으로 보건실 이용자 지도를 진행하게 되었다.

보건실에 찾아오는 학생들은 이러한 간호 처치 과정을 줄을 서서 지켜보게 된다. 그리고 보건 선생님에게 간호적 처치를 받는다면, 본인도 아플 때 세심하게 보아줄 것을 잠재적으로 학습하게 된다. 또한, 학생들은 보건교사가 줄 서 있는 학생들의 전반적인 상태를 보고 우선순위를 정하고, 처치하는 모습을 본다. 이러한 과정에서 본인보다 더 아픈 학생이 있다는 것을 알게 된다. 이렇게 보건실이 운영되는 모습을 자연스럽게 학생들이 보게 되면서, 보건실 방문율이 조절되었다. 학생들 스스로가 흔히 말하는 꾀병으로 오기보다는, 건강 상태에 이상을 느껴 보건실 이용이 꼭 필요할 때만 오는 경우가 늘어났다. 그리고, 친절한 보건 선생님이라는 수식어가 학생들 사이에서 붙게 되고 그 부분이 학부모님에게도 전달되기 시작했다.

이전에는 보건실에 방문하는 모든 학생을 다 처치해야겠다고 생각했다. 쉴 틈 없이 하루에 100명이 넘는 학생들을 급하게 처치하고, 기계적으로 학생들을 대했다. '10분 고객 만족'을 위한 보건실 운영을 적용하고 난 후, 하루 50~60명 선으로 보건실 이용자 수가 유지가 되었다. 그리고 보건실 이용자 한 명당 간호 처치의 질은 향상되었다. 이전에 숨 가쁘고 빠르게 처치하려고 했을 때보다 여유가 생겨났다. 그리고 이런 여유 있는 태도 덕분인지, 안정적인 보건실 운영이 되면서 일을 잘하는 보건교사라는 수식어도 함께 따라왔다.

이렇게 보건실 이용자 지도와 보건실 운영을 충실하게 하다 보니 많은 칭찬이 들리게 되었다. 학부모님의 요구도 높고, 민원도 많았던 보건실에서 학부모님의 민원이 없어졌다. 신기하게도 정말 단 한 건도 생기지 않았다. 가끔 실수했다고 생각하는 부분에 대해서도 민원이 오지 않았음을 직접적인 경험으로 느꼈다.

이러한 경험으로 보건실에 오는 학생들을 100% 모두 보는 것이 목표가 되기보다 우선순위를 선별하여 보건실 방문율을 조절하는 것이 중요하다는 것을 깨달았다. 간호 처치가 필요한 학생들에게는 의료적 판단을 위한 충분한 시간을 투입하여 볼 수 있는 보건실 운영이 필요했다. 즉, 질적인 보건실 운영을 위해서는 보건실 이용자 비율을 조절하는 것이 가장 중요하다. 그리고 학생들은 수업 시간이어도 필요하다면, 간호받을 수 있도록 보건실에 언제든지 올 수 있어야 한다. 이게 곧 보건실 이용자인 학생들의 만족도와 학부모의 만족도를 높일 수 있다는 사실을 깨닫게 되었다.

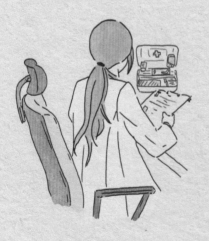

평범한 보건실
'학생과의 이야기'

1.

"선생님, 논리 왕이에요?"
반복적으로 두통을 호소하는 학생과의 이야기

항상 보건실 문을 벌컥 열고, 보건실 내에서 처치하는 곳을 거치지도 않은 채 바로 침대로 직행하는 초등학교 6학년 학생이 있다.

"저 머리 아파요. 누울게요."

매번 막무가내로 보건실 침대를 이용한다.

나는 보건실 이용규칙을 만들고 운영하고 있어서 보건실 내 침상관찰 시간은 1시간 이내이며, 1시간 이상 증상이 호전되지 않고 침상관찰이 필요한 경우에는 병원으로 안내해야 할 상황으로 판단하고 조치를 한다.

이 학생은 정말 똑똑하게 보건실 이용규칙에 따라 본인이 원하는 시간대에 매일 1시간 이내로 보건실을 이용하는 학생이다. 본인이 가장 듣기 싫은 수업이 있으면 보건실에 온다.

처음에는 2~3시간 넘게도 있으려고 하여 보건실 운영규칙을 설명하였다.

"은우(가명)야, 보건실 침대는 누워서 쉬는 공간이 아니야, 아픈 학생들의 증상변화를 관찰하고 그에 따른 간호 처치를 하는 공간이에요. 그래서,

보건실에서 침상관찰은 1시간 이내로 할 수 있고, 1시간 이상 침상관찰이 필요한 상황이라면 학교에서 해결할 수 없어요."

"보건실에서 치료해 줄 수 있는데 해주지 않는 건 아니고요?"

"학교 보건실은 병원이 아니기 때문에, 선생님이 제공해 줄 수 있는 간호에는 한계가 있어요. 1시간 이후에도 증상이 호전되지 않는다면 병원을 방문해서 의사 선생님에게 정확한 진단을 받고 그에 따른 치료를 받아야 해요."

"병원에서 치료받고 약을 먹고 있는데, 몸이 힘들 수도 있고, 병원까지 가야 하는 몸 상태는 아닌데 수업을 듣기 힘든 상태일 수도 있잖아요."

"맞아요. 병원에 가서 약 처방을 받는다고 해도 바로 증상이 나아지는 것도 아니고, 병이 나아가기까지는 은우 말처럼 시간이 걸릴 수도 있어요. 그리고 병원에 가야 할 몸 상태는 아닌 것 같은데 몸 상태가 좋지 않을 수도 있어요. 그래서 1시간 정도는 증상 완화를 위해서 보건실에 누워있을 수 있어요. 그리고 1시간이나 누워있었는데도 수업을 받을 수 있는 몸 상태가 아니라면, 선생님은 은우가 조퇴해서 집에서 편하게 휴식을 취하는 것이 더 좋다는 생각이 들어요."

보건실 침상관찰 규칙을 설명한 이후로는, 매일 정확히 1시간 이내로 보건실 침상을 이용하고 교실로 간다. 정황상 신체적인 두통 증상이 아닌 마음이 아픈 학생인 것을 알 수가 있었으나, 대놓고 '꾀병'이라고 언급하면 안 될 것 같았다. 그렇다고 이렇게 매일 본인이 하기 싫은 수학과 음악 수업을 피하게 허용할 수도 없어서 고민이 많이 되었다. 담임선생님께서 지도한다고 해도 특별한 묘안은 없었다.

그렇게 하루하루가 지나가면서, 정말 화가 많이 났었던 날이 있었다. 본인만 보건실에 오는 것이 아니라 친구 3명을 함께 데리고 와 보건실 침대 네 개 모두 친구들과 함께 쓰는 것이었다. 4명 모두 머리가 아파 힘들다고 호소하면서 말이다.

장난스러운 모습으로 침대를 하나씩 차지하면서 눕는데, 이 상황을 어떻게 해야 하나 고민이 많이 되었다.

'따끔하게 꾀병인 거 아니까 다들 수업 들어가라고 이야기를 할까? 아니면 다르게 해줄 말이 있을까? 학생들이 두통을 호소하는 이유에는 관심을 받고 싶은 마음이 큰 것 같은데 어떻게 해야 할까?' 이렇게 여러 가지 고민 끝에 긴장성 두통의 기전에 대해 보건교육을 해야겠다는 생각이 들었고, 실천에 옮겼다.

누워있는 4명의 학생에게 긴장성 두통 기전에 대한 보건교육을 진행하였다. 질환이 있는 부분이 아니라 스트레스성으로 두통이 올 수 있다는 부분에 초점을 맞추어 초등학교 6학년 학생들이 최대한 알아듣기 쉽게 설명하기 위해 노력했다.

"너희 4명 모두 머리가 매우 아프죠? 머리 아플 때가 주로 수학 수업 시간인 것 같은데 맞아요?"

"아… 아니에요. 저희 꾀병 아니에요. 진짜 아파서 왔어요!"

본인들 스스로 마음에 걸렸는지 꾀병 아니라고 이야기하는 모습이 귀엽기도 하였다. 주변 친구들에게 '너희 꾀병이지?' 하는 말을 많이 들었나보다 생각하며 설명을 이어갔다.

"그래, 너희 진짜 아픈 거 맞아. 선생님이 너희 안 아프다고 이야기하지 않았어요. 선생님이 너희들에게 꾀병이라고 얘기하지도 않았어요. 선생님은 너희들이 정말로 수학 시간이 되면 머리가 아프리라 생각해."

"그건 무슨 소리예요? 말장난이에요?"

"두통의 종류에는 여러 가지가 있는데 정말로 질환이 있어서 머리가 아픈 이차성 두통이라는 게 있고, 스트레스 상황이 오게 되면 발생하는 일차성 두통 중에 긴장성 두통이 있어요. 선생님이 보기에는 너희들이 지금 머리가 아픈 이유는 스트레스 상황에서 생기는 긴장성 두통으로 판단이 되어요."

"병이 없는데도 스트레스를 받으면 머리가 진짜 아파요? 왜요?"

"너희가 수학이라는 공부가 있을 때 하기 싫다는 마음이 있으면 몸이 긴장하기 시작해. 짜증이 나기도 하고 화가 나기도 하고 불안해지기도 하죠. 이러한 스트레스 상황을 경험하게 되면 우리 몸은 교감신경계라는 것을 활성화하게 되어 있어요. 이 교감신경계가 불안정해지면 실제로는 질환이 없는데도 몸에 다양한 증상들이 나타나는데 그중에 하나가 긴장성 두통이에요. 그리고 이러한 교감신경계가 활성화가 되면 두통뿐만 아니라, 소화가 안 돼서 체하기도 하고, 배가 정말 아프기도 해. 그래서 선생님은 너희들이 수학 수업 시간마다 정말로 머리가 아프다는 것을 알아, 그리고 배가 아플 수도 있다는 것도 알아요. 꾀병이라고 생각하지도 않아. 그래서 매일 찾아올 때마다 불안정한 신경계가 안정될 수 있도록 도와줬어. 침대에 누워서 쉬는 동안이라도 스트레스 지수를 낮추고 교감신경계를 안정화할 수 있도록."

"네, 선생님 말이 맞아요. 그러니까 저희는 정말 아픈 게 맞아요. 그러니까 누웠다 갈게요."

"아니요. 오늘은 아프지만 누워있을 수 없어요."

"왜요? 왜 아픈데 눕지 못하게 해요? 아프면 눕게 해주라고 있는 게 보건실 침대 아니에요?"

"너희들이 지금 머리가 아픈 건 맞지만, 지금 머리가 아픈 건 정말 질환이 있어서 생기는 이차성 두통이 아니고, 특별한 질환이 없어도 스트레스 상황에 의해 발생할 수 있는 일차성 두통 중의 하나인 긴장성 두통이라고 했죠. 그래서 보건실 침대가 아니어도 견딜 수 있어요. 그리고 스트레스받을 때마다 그 상황을 견뎌내지 못하고 자꾸 회피해 버리면 너희들은 성숙해질 수 없어. 머리가 아프더라도 수학 수업 들으면서 견뎌요. 수학 수업 평생 안 들을 거 아니잖아요."

"평생 안 들을래요. 필요도 없고."

"학생의 본분이 뭐예요?"

"공부라는 대답 듣고 싶은 거죠?"

"아니요. 학생의 본분은 학교를 잘 다니는 거예요. 즉, 학교 교육과정에 잘 참여해야 하는 거예요. 그리고 너희들이 안 한다고 안 할 수 있는 학교 교육과정이 아니에요. 법으로 정해져 있어, 의무교육이라고 해서 너희들 고등학교 때까지는 너희들이 싫어도 해야 하는 의무교육이고 대학교부터는 선택이에요." (*의무교육은 초등 6년, 중등 3년까지이며 고등학교부터는 의무교육이 아니라고 합니다.)

"의무교육? 안 하면 어떻게 되는데요?"

"법에서 정해진 교육을 안 하면 너희들 부모님이 책임을 져서 벌금을 받거나 감옥에 가게 돼요. 너희들은 미성년자니까 너희들에게는 책임을 못 지우고 그 대신 너희들의 보호자인 부모님에게 그 책임이 돌아가요."

"무슨, 수업을 듣지 않는 거 가지고 처벌을 받아요?"

"자녀의 의무교육을 하지 않으면 아동학대 중의 하나인 교육적 방임으로 들어가서 처벌을 받게 되어요. 그러니까 너희들은 학교 교육과정을 잘 받아야 해요. 너희들이 안 듣고 싶어도 부모님이 억지로라도 학교를 보내야 해. 안 그러면 부모님이 처벌받으니까요.

그러니까 너희들이 하기 싫어서 스트레스를 받고, 머리 또는 배가 아프다고 해서 이 교육과정들을 피할 수 있는 건 아니니, 수업 들어가서 아픈 거 견디면서 수업 들으세요. 혹시나 교실에서 수업받다 쓰러지면 선생님이 바로 응급처치하러 직접 교실로 갈 거예요. 그러니 다들 교실로 올라가서 머리 아픈 거 참고 수업 들으세요."

"우와 선생님, 논리 왕이에요? 논리 왕이네! 논리 왕이야. 아파도 참고 수업 들으래. 스트레스로 아픈 거니까."

"논리 왕이라고 해줘서 고맙다. 그리고 선생님 이야기 이해한 것 같네, 똑똑한데? 그 똑똑한 머리로 공부하러 올라가세요."

"진짜 스트레스 엄청나게 받아서 공부하다 쓰러지면 선생님이 책임지세요."

"선생님이 응급처치 바로 하러 올라갈 거예요. 걱정하지 마세요."

이렇게 수업을 피하고 싶은 학생들을 올려보냈고, 그 이후 그 학생은 정말 축구 경기를 하다 다쳤거나, 보건실에서 교육 행사(흡연 예방 사업, 보건 소식지 퀴즈 등) 시에만 보건실을 이용하게 되었다.

"새 학기 시작 후 3달 동안 보건실 84회 방문?"
보건실 단골 지도 방안 고민 이야기

　보건 선생님들의 업무 도움을 위해 '보건 업무 도움방'을 운영하다 보면, 보건 선생님들의 다양한 어려움을 알게 된다. 보건 선생님 한 분께서 보건실을 자주 방문하는 학생에 대한 보건실 이용자 지도를 어떻게 해야 하는지 문의를 하였다.

　"선생님 안녕하세요. 새 학기부터 지금까지 보건실에 84회를 방문한 학생이 있습니다. 하루에 여러 번 매일 찾아옵니다. 담임선생님에게도 전달하여 어머니께 말씀을 드렸지만, 어머니께서는 상담보다는 학생이 하고 싶은 대로 해주고 싶어 하는 것 같다고 하셨습니다. 질병 이외에 신체화 증상이 온 것 같아 단호하게 학생에게 대하고 있는 상황입니다. 혹시 학생에게 어떻게 설명해 줄 수 있을까요? 보건실 안정 시간, 긴장성 두통 기전 설명과 함께 관리 방법 설명, 같은 증상으로 반복 시 신뢰도 저하, 병원 진료 권고는 이야기해 보았습니다."

이전에 「"선생님 논리 왕이에요?" 반복적으로 두통 호소하는 학생과의 이야기」 경험을 공유한 내용을 보고 학생에게 설명해 보았지만, 계속 반복적으로 보건실을 찾아오는 학생이라고 한다. 학생은 복통과 두통이 주 호소이며 온몸이 아픈 증상이 반복되어 보건실 이용자 지도에 있어서 고민이 많이 되는 학생이라고 하였다.

내가 경험한 부분이 정답은 아니지만, 경험한 부분을 바탕으로 학생의 다양한 증상호소에 적극적으로 대응하는 방법과 관련된 답변을 적었다.

이미 교감신경계 항진으로 인한 스트레스성 증상임을 설명했는데도 반복적으로 학생이 찾아온다면 교실로 돌려보냅니다.

학생에게는 "교실에서 일단 수업받아 봐요. 이 부분이 회피하기만 해서 해결할 수 있는 증상은 아니에요. 스트레스 상황을 어느 정도 견디고 적응해 나가야지. 나아갈 수 있어요. 그리고 정말로 교실에서 매우 아프면 선생님이 교실로 직접 가서 볼게요."라고 설명한 후, 단호하게 교실 수업 올라가라고 이야기를 합니다.

그 이후 담임선생님에게 학생 상태가 악화되면, 보건교사가 직접 교실로 올라가서 학생 상태를 살펴보겠다고 이야기를 합니다. 수업하는 도중에 그 학생을 위해 간호 처치를 하는 동안 수업이 중지되는 상황이 되므로 수업하는 선생님의 협조를 사전에 먼저 구해야 합니다. 학생이 교실에서 아프다고 호소하고, 담임선생님이나 그 시간 수업하는 교사가 보건실로 연락이 온다면 직접 구급용 가방을 챙기고 교실을 올라갑니다. 수업하는 도중이지만 양해를 구하고 그 자리에서 해당 학생의 체온 측정, 혈압

측정, 산소포화도 측정을 학생 눈앞에서 해줍니다. 체온 정상 범위 그리고 지금 학생의 체온 상태를 알려줍니다. 나머지 혈압과 산소포화도도 마찬가지로 정상 범위와 현재 측정된 학생의 수치들을 자세히 설명해 줍니다. 이런 학생은 보통 다 정상 범위의 수치가 나오게 됩니다. 이 '정상 범위'의 수치가 나왔다는 부분을 직접 학생이 볼 수 있도록 하고 인식시켜 주는 부분이 중요합니다. 이후 이러한 신체검진 수치들이 정상적이면 머리와 배가 아프더라도 몸이 견딜 수 있는 상태라는 부분을 추가로 설명해 줍니다. 그리고 수업을 이어서 들을 수 있도록 설명하고 그 교실을 나옵니다. 이렇게 몇 번 하다 보면 학생의 증상호소 횟수가 점차 줄어가긴 합니다. 일단 보건 선생님이 교실까지 친절하게 와서 본인의 몸 상태를 확인해 주는 과정을 거치고 본인의 아픈 증상에 대해서 적극적으로 대응해 주는 모습을 볼 때 학생은 안정된 감정을 느낍니다. 이런 보건교사의 관심이 필요한 학생일 수 있고, 이외에도 학교 안에서 교우관계 및 다른 심리적인 요인과 관련하여 신체적 증상을 호소하는 학생일 수도 있습니다. 따라서, 신체적인 증상에 대해서는 보건교사가 온전히 믿어주고 그에 따른 적극적인 대응을 해주는 것이 필요합니다. 또한 신체적인 증상 이외에 심리적 요인과 관련되어서는 담임 및 상담교사 선생님과 상황을 공유하고 추가적인 상담과 관리를 지원해 줄 수 있습니다.

이러한 과정들을 거치게 될 때는 담임, 수업하는 교사 등의 협조가 필요하므로 사전에 학생 상황에 관해 설명하고 협의해 나가시는 게 좋습니다. 혹시나, 보건실을 오지 않게 하는 부분에 대해서 학부모님 민원이 걱정되신다면 담임과 사전 협의 시, 학부모님에게 이러한 부분을 설명할 수 있도록 안내를 해주시면 좋습니다.

저는 초등학교라서 중고등학교와는 달리 담임선생님께서 온전히 학급 수업을 주로 담당하기 때문에, 담임선생님과 협의하여 필요하다면 학부모에게 설명하고 위와 같은 과정들을 진행하는 편입니다.

3.

"운동장 함께 걸어요"
반복적으로 무릎 통증을 호소하는 학생과의 이야기

✚

    매일 같이 무릎 또는 발목이 아프다며 찾아오는 남학생이 있었다. 그 학생은 키 150cm 정도에 몸무게가 80kg이 넘는 고도비만 학생이었다. 체육 시간을 하고 나면 어김없이 보건실을 찾아오며, 평소에도 무릎과 발목이 아프다며 자주 찾아왔다.

    담임선생님은 아프지는 않은 것 같은데 친구들과 잘 어울리지 못해서 보건실에 의지를 많이 하는 것 같으니 잘 보아달라고 했지만, 보건교사인 내 생각은 조금 달랐다. 학생이 정말 무릎과 발목이 자주 아플 것으로 생각이 되었다. 학생의 몸무게가 무릎과 발목관절에 무리를 주고 있으므로 조금만 오래 걷고, 달리기, 계단을 오르내리기만 해도 아플 것이다. 이 부분을 담임선생님에게 이야기하였고, 그럴 가능성도 있겠다고 하며 그 학생을 잘 보아주기로 하였다.

어김없이 오늘도 그 학생이 왔고, 앉아서 본인이 하고 싶은 얘기를 하기 시작하였다.

"작년에 있었던 보건 선생님은 이제 안 와요? 올해부터는 선생님이 있는 거예요?"

"올해부터는 선생님이 있을 거예요. 왜요? 작년 보건 선생님이 보고 싶어요?"

"네. 작년 보건 선생님이랑 엄청 친했었고, 제가 아플 때마다 친절하게 치료해 줬었는데 새로 온 선생님은 어떨지 잘 모르겠고, 다시 친해져야 하니까 어색해요."

"작년 보건 선생님이 엄청 좋았나 보다. 선생님도 은우(가명)랑 친해져 보려고 노력해 볼게, 아플 때마다 편하게 보건실 와요."

"정말요? 자주 와도 돼요? 다들 꾀병이라고 자주 가지 말라고 하던데."

"선생님은 꾀병 아니라고 생각해요. 진짜 아플 거라고 생각해요. 조심스러운 말이지만 은우가 키에 비해서 몸무게가 조금 다른 학생들에 비해 많이 나가서 그 무게 때문에 조금만 오래 서 있어도 무릎과 발목에 무리가 많이 올 수 있고, 그로 인해 통증이 느껴질 거예요."

"어? 작년 보건 선생님도 똑같이 말해 주셨어요. 제가 살이 많이 쪄서 아플 거라고요. 제가 살을 빼면 나아진다고요. 근데 살이 잘 안 빠져요."

"아! 작년 보건 선생님도 이런 이야기 해주셨구나! 그럼 선생님도 조금 편히 얘기해도 되겠네."

"네, 저도 저 뚱뚱한 거 알아요. 그래서 음식도 조금 먹으려고 하고, 운동도 하려고 하는데 잘 안 돼요. 그래서 무릎도 많이 아픈가 봐요. 새로운 보건 선생님 잘 부탁드립니다!"

작년 보건 선생님과 유대감이 깊었던 학생 같았다. 작년 보건 선생님이 올해는 없다는 사실에 크게 실망한 듯이 보이더니, 작년 보건 선생님과 같이 꾀병이 아니라 진짜 아픈 게 맞다고 이야기해 주니, 학생의 마음이 열리는 모습이 보였다. 새로운 보건 선생님은 본인이 보건실을 자주 찾는 것에 대해 꾀병이라고 생각하고 귀찮아할까 봐 많이 걱정했었던 게 눈에 보였다. 이렇게 이야기를 하고 난 이후, 그 학생은 매일매일 하루에도 최소 3번 이상 많으면 5번~6번까지 보건실에 왔다. 매일 이렇게 하루에도 여러 번 보건실을 방문하는 이 학생에게 내가 해줄 수 있는 것이라곤 에어파스, 바르는 파스, 심하게 아프다고 하면 붕대를 감아주는 것밖에는 없었다.

집에서는 학생이 어떻게 지내고 있고, 관리가 되는지 걱정이 되어 어머님과 전화 통화를 해보았다.

"안녕하세요. 보건교사입니다. 은우 어머님 되시나요?"

"네 맞습니다. 은우가 무릎 또 아프다고 하던가요?"

"네, 자주 아픈 것 같아서 집에서는 어떤지 좀 알아보고 싶었습니다. 집에서도 많이 아파하나요?"

"집에서도 똑같아요. 그래서 작년 보건 선생님이랑도 통화해서 병원 가서 물리치료라도 받아보라고 하셔서 물리치료도 받아보고 다 했는데, 그때뿐이고 그 치료를 안 받으면 아파해요. 매일 병원을 갈 수도 없고, 근본적으로는 살을 빼야 한대요."

"그렇죠. 아마 그럴 거예요. 비만인 상태에서 무릎과 발목에 통증이 오는 거라서요. 일단 체중조절이 먼저 되고 무릎 주변 근육도 운동을 통해서 만들어져야 무릎 관절도 지지해주고 그러면 통증이 자연스럽게 없어지긴 할 텐데, 그렇게 만들어 나가기까지가 힘들겠네요."

"네, 저도 신경 써서 식단 조절도 하려고 하고 집에 사이클 타는 운동기구도 사놓고 운동하라고도 했는데 잘 안되네요."

"아! 어머님 혹시, 제가 은우랑 방과 후에 10분에서 20분씩이라도 운동장 걷기 운동을 함께 해도 괜찮을까요? 저도 하는 일이 많아서 시간은 많이 못 들이는데 그래도 10분 정도는 시간 내서 조금이라도 운동을 하면 도움이 될까 해서요. 제가 이걸 마음대로 하고 싶다고 해서 되는 것도 아니고 어머님 동의도 받고, 담임선생님과 이야기도 해보아야 하긴 합니다."

"제가 일이 바빠서 신경을 잘 못 쓰는데 선생님께서 그렇게 해주신다고 하면 너무 좋죠. 잘 부탁드리겠습니다. 집에서도 신경 계속 쓰겠습니다."

비만이 해결되어야 완화되는 통증 같아서 일단 조금이라도 운동을 시켜보고자 했다. 같이 운동장을 걸으면서 비만에 대한 부분과 식사를 조절하는 방법 등에 대해서 교육을 해보면 어떨까 생각해 보게 되었다. 그리고 학생 스스로 무릎 통증이 왔을 때 대처하는 방법에 대해서도, 효과적인 무릎 통증 완화 방법이 없을까 찾아보고 교육을 해줘야겠다는 생각이 들었다.

은우 어머님과 통화한 내용을 담임선생님과 체육부장님에게 전달하였다. 담임선생님은 이 부분을 너무 좋다고 표현하며, 긍정적으로 받아들였다. 그러나 체육부장님은 다른 비만 학생들과 전체적인 상황을 고려하여 보건 선생님이 이 학생만 특별하게 걷기 운동을 함께 하는 것이 역차별이 될 수 있다고 언급했다. 이 부분은 교사가 학생들 모두에게 공정하고 동등하게 대우를 해야 하고, 차별적 대우를 하면 안 된다는 관점에서 나온 부분이었다. 한 학생에게만 특별하게 교사가 관심을 준다면 다른 학생들에게는 오히려 역차별적인 상황이 된다는 것을 생각하지 못했다. 체육부장님의 지혜로운 의견을 반영하여 한 학생을 위해 걷기 운동을 하는 것이 아니라, 일정한 시간을 정해두고 걷기 프로그램을 진행하기로 하였다. 원하는 학생이 있다면 다 함께 보건 선생님과 걷는 것으로 하는 프로그램을 하나 만들었다.

이러한 과정을 거쳐 어렵게 반복적으로 무릎 통증을 호소하는 학생과 함께 운동장 걷기를 할 수 있게 되었다. 다른 학생과의 역차별의 경우의 수까지 고려하여 어렵게 시작하게 된 운동장 걷기였다. 나름 역차별의 경우의 수를 해결하고 학생과 함께 운동장 걷기가 수월하게 잘 되나 싶었는데, 그건 나의 큰 착각이었다. 학생의 입장을 미처 생각하지 못했다. 그냥 걷기 운동 같이 하자고 하면 단순하게 함께 할 줄 알았는데, 비만으로 인해 몸이 무거워 움직이기 힘들고, 무릎이 아파 걷기 운동을 하기 싫어하는 학생을 설득하는 과정은 더 힘들었다.

일주일간 걷기 운동을 잘 참여하면 보건실에서 가장 인기 많은 선물인 비타민 젤리를 주기로 하였다. 은우에게 보상 물품을 제공하면서 걷기 운동을 시작하겠다는 약속을 어렵게 받아내었다. 이러한 보상 물품을 정하면서도 느낀 부분이 있었다. 학생이 다른 학용품들보다는 먹을 것을 좋아해서 비만을 유발하는 사탕, 쿠키, 젤리에만 반응하였다. 비만 조절을 하기 위한 나름의 걷기 프로젝트인데 살이 찌는 사탕과 쿠키는 줄 수가 없었다. 그나마 건강해 보이는 비타민 젤리를 주기로 학생과 조율하였다.

많은 우여곡절 끝에 운동장 함께 걷기를 시작한 첫날, 학생의 걸음걸이를 처음 보게 되었다. 학생이 계단을 이용할 때의 걸음걸이, 운동장을 걸을 때의 걸음걸이 등을 관찰하게 되며, 학생의 무릎 통증이 비만의 원인도 있지만, 잘못된 걸음걸이에서 오는 부분도 있다는 것을 알게 되었다.

걸음걸이에 있어서 3가지 잘못된 부분이 관찰되었다.

첫 번째로는, 계단을 내려올 때였다. 발의 앞부분을 먼저 대고 쿵쿵거리면서 내려오는 습관이 있었다.

두 번째로는, 계단을 올라갈 때였다. 계단을 급하게 올라가며 그때에도 발의 앞부분을 먼저 딛고 몸도 앞으로 쏠리게 하여 올라갔다.

마지막으로, 평지를 걸을 때도 발뒤꿈치가 아닌 앞부분을 먼저 디뎠으며, 팔자걸음의 형태로 걷고 있었다.

걸음걸이를 보며 이 학생의 무릎 통증은 비만보다는 걸음걸이를 교정하면 완화될 것이라는 생각이 들었다. 걷기 운동에 치중하기보다는 올바른 걸음걸이에 대해서 습관을 들여보아야겠다는 목표로 바뀌게 되었다.

일단, 첫날에는 본인이 걷는 방법대로 걸을 수 있도록 하고 운동장 5바퀴를 목표로 하여 걷기 운동을 시작하였다. 3바퀴쯤 걸을 때부터 무릎이 아프다고 호소하였고, 무릎이 아프다고 호소할 때는 걷기 운동은 중단하고 보건실로 돌아와 무릎 통증에 대해 처치를 하였다. 그리고 통증이 완화되면 집으로 갈 수 있도록 하였다. 함께 걷기 시작한 지 3일째 되는 날부터 올바른 걸음걸이로 걸을 수 있도록 설명해 주기 시작했다.

"은우야, 걸을 때 보면 앞쪽을 먼저 딛잖아. 그러면 발뒤꿈치로 디딜 때보다 체중의 분산이 발 전체로 되지 않고, 발 앞부분에만 힘이 많이 실리게 돼. 발 앞부분에만 힘이 많이 가해지면 발목과 무릎에도 충격이 가해지고 통증이 생길 수 있어요. 그러니까 발뒤꿈치부터 딛는 습관을 들이고, 발바닥 전체로 체중을 견딜 수 있도록 걸음걸이를 바꾸어 나가면 좋을 것 같아요. 그렇게 되면 무릎 통증이 조금씩 나아질 것 같아."

"뒤꿈치부터 바닥에 대라고요?"

"응. 이렇게 선생님이 걷는 것처럼 뒤꿈치를 먼저 바닥에 댈 수 있도록 하고, 그다음 발 전체를 천천히 바닥을 디디면 돼요."

걷는 모습을 시범을 보여주었고, 학생은 의외로 잘 따라 하였다. 발뒤꿈치를 먼저 대려고 신경 쓰다 보니 자연스럽게 팔자로 걷던 걸음도 일자 걸음걸이가 되어갔다.

일주일이 지나고, 계단 올라갈 때와 내려갈 때도 뒤꿈치 먼저 대고 내려올 수 있도록 교육하기 시작하였다. 처음에는 걸음 교정이 힘들었지만, 평소에도 의식적으로 생각이 날 때라도 뒤꿈치를 먼저 대고 걸을 수 있도록 교육하였다. 이렇게 학생은 일주일 단위로 시간이 지날 때마다 조금씩 걸음걸이가 교정되어 갔다. 그리고 매주 금요일에는 본인이 원했던, 보건실에서 가장 인기가 많은 비타민 젤리를 보상으로 받아 가고 기뻐하는 시간이 지나갔다. 운동하기 싫어하는 학생이었지만, 월요일부터 금요일까지 매일 약속을 지켜주었다. 수업이 끝나면 친구들과도 놀고 싶었을 텐데 걷기 운동을 하기로 한 약속을 매일 지켜준 학생이 대견했다.

그리고 은우가 매일 운동장에서 걷는 모습을 보며, 다른 친구들도 운동장 걷기를 함께 하기 시작했다. 같이 걷는 친구들에게도 올바른 걸음걸이에 대해 교육하였다. 11자 걸음으로 허리를 세우고, 고개는 숙이지 않으며 앞을 보며 걸을 수 있도록 하였다. 비만 관리를 위해 시작했던 운동장 걷기는 어느새 올바른 걸음걸이에 대해서 알아가는 시간이 되어가고 있었다.

은우 이외에도 다른 친구들이 함께하기 시작하면서 서로 대화도 하면서 걸으니 무릎 아픈 것도 사라진 것 같았다. 평소에는 운동장 3바퀴만 걸어도 힘들어하던 은우가 5바퀴는 쉽게 걷게 되었고, 점차 시간이 지나면서 걸음걸이에 많은 변화가 찾아왔다. 두 달 정도가 지나자 올바른 걸음걸이로 거의 교정이 되었다. 그리고 학생이 몸무게가 줄어든 것도 아닌데 보건실에 무릎과 발목이 아프다며 찾아오는 횟수가 1~2회로 줄어들었다. 1학기가 마무리되어 가는 시점에는 걷기 운동하는 시간에만 오고 그사이에는 보건실을 찾아오지 않는 날이 많아졌다.

"요즘에는 보건실을 안 오네? 무릎이랑 발목 괜찮아요?"

"네, 선생님. 아프면 오려고 했는데, 안 아픈 것 같아요."

"정말? 다행이네. 걸을 때 뒤꿈치 먼저 대는 것부터 신경 쓰면서 걷고 있나요?"

"네, 요즘에는 그냥 신경 안 쓰고 걸어도 발뒤꿈치부터 닿는 것 같아요."

확실히 같이 걸어보면서 관찰하니, 1학기 처음 시작할 때보다 걸음걸이가 좋아졌다. 그리고 그걸 유지해 나가고 있는 것 같았다.

"이제 무릎하고 발목 안 아프니 다행이다."

"근데, 몸무게는 오히려 더 쪘어요. 키도 크고요. 몸무게는 안 빠졌는데, 무릎 아픈 부분은 없어진 것 같아요."

"그러게, 걸음걸이가 문제였었나 보다. 체중 부하가 많이 되는 걸음 습관을 가지고 있어서 그랬나 봐. 살도 같이 빼면 좋을 것 같은데, 2학기 때는 살 빼는 것을 목표로 운동장 걷기를 하는 건 어때?

방학에는 쉬고 2학기 때도 은우가 원하면 선생님과 함께 걷기 운동 계속해 보자! 힘들면 안 해도 되고, 방학 동안 생각해 봐요!"

이렇게 학생과의 1학기 운동장 걷기는 끝이 났다. 2학기 때에도 조금 걷기 운동을 이어 나가긴 하였으나, 학생이 무릎과 발목 통증이 완화되었으니 그만해도 될 것 같다고 표현하였다. 그래서 방과 후에는 되도록 친구들과 몸을 움직이며 하는 축구나 배구 등 다양한 활동을 하며 놀 수 있도록 권유하였다. 은우와 함께했던 운동장 걷기는 은우의 살이 빠지지는 않았지만, 무릎과 발목 통증이 완화되는 것으로 마무리가 되었다.

모든 학생에게 동일한 관심과 배려를 제공하기엔 시간과 에너지의 한계가 있다. 그럼에도 마음 가는 학생들에게는 시간을 내어 더 많은 관심을 기울이게 된다. 이 학생도 그중 한 명이었으며, 다른 학생들보다 더 많은 관심과 배려를 하게 되었다. 이 학생과 함께 걷기 운동을 하며 잘못된 걸음걸이를 발견하고, 교정을 통해 무릎과 발목 통증이 완화되는 소중한 경험을 함께 나누었다. 이러한 과정을 통해 학생의 변화된 모습을 보니 뿌듯한 감정이 샘솟았다.

4.

"배가 너무 아파요!"
보건실 바닥에 누워 데굴데굴 구르는 학생과의 이야기

✚

아침 출근하자마자 보건실 문 앞에 서 있는 학생을 치료하는 것을 시작으로 한 명씩 한 명씩 치료하며 보건실 운영을 하고 있었다. 줄 서 있는 학생들 치료가 다 끝나고 앉았을 무렵, 갑자기 어린 학생이 들어와 보건실 바닥을 데굴데굴 구르기 시작한다.

"배가 너무 아파요!"

아랫배 부근을 손으로 움켜잡으며, 보건실 바닥을 구르는데 순간 당황하여 머릿속이 하얗게 변하는 걸 느꼈다. 그래도 학생의 증상을 파악하고 적절한 대응을 할 수 있도록 판단을 해야 하니 정신 차리고 학생을 보았다.

'학생은 초등학교 1~2학년 학생으로 보였다. 보건실 문 열자마자 배 아프다고 소리치고, 얼굴을 찡그리며 바닥을 데굴데굴 구르는 모습을 보았을 때 통증 강도는 10점 만점 중에 10점이다. 여기에서 저렇게 통증을 호소할 만한 질환 중 하나는 충수돌기염(맹장염) 가능성이 있을 수 있으므로 신체검진을 해보아야겠다.'라는 판단을 내렸다.

충수돌기염 신체 사정을 하기로 생각하고 보건실 바닥에 누워 있는 학생에게 다가갔다. 활력징후(체온, 혈압, 맥박, 호흡수) 중에서도 불필요한 부분은 측정하지 않고, 다양한 염증 증상에서 상승하는 변화를 보일 수 있는 체온만 측정하였다. 몸에 장염이나 충수돌기염 등 염증 증상이 있게 되면 열이 날 수 있어서 체온을 가장 먼저 측정해 보았고 37.3도가 나왔다. 정상체온 범위로 볼 수도 있지만 36.5도보다는 높은 미열의 범위라고 판단하였다. 그다음으로 충수돌기염일 때 나타나는 특이적인 증상을 확인하기 위해, 충수돌기가 있는 부위인 우하복부(맥 버니 지점)를 깊게 눌렀다 뗐을 때 통증을 느끼는 반동압통을 먼저 확인하였다. 학생은 누를 때도 뗄 때도 극심한 통증을 호소하였다. 반동압통을 확인하고 나서, 로브싱 징후(충수의 돌기가 있는 우하복부의 대칭적인 지점인 좌 하복부를 눌렀다 뗐을 때 우하복부에 통증이 있는지 확인)가 있는지 신체검진을 시작하였다. 학생은 배만 누르기 시작하면 극심한 복통을 더 호소하였다.

나는 충수돌기염 가능성도 있고, 이렇게 많이 아파하면 충수돌기염이 아니더라도 다른 질환의 가능성이 있을 것으로 판단하였다. 학생이 많이 아파하는데, 이 문제를 신속하게 해결해 주려면 119에 연락하여 응급 이송을 해야겠다는 결정을 내렸다. 보건실 전화로 119에 연락하려고 수화기를 든 순간, 바닥에 누워서 움직이기도 힘들다는 학생이 갑자기 벌떡 일어났다.

"저 화장실요!"

이렇게 소리치고, 화장실로 달려가는데, 아까 아파서 못 움직였던 학생이 맞나? 싶기도 하고 갑자기 아픈 학생이 화장실을 간다고 하니 중간에 쓰러지기라도 할까 봐 걱정되어 수화기를 놓고 달려 나가는 학생을 따라갔다.

학생은 화장실 안에서 문을 잠그고, 힘주는 소리를 내고 있었다. 학생이 끙끙대며 힘주는 목소리가 들리는 것을 확인하며, 소리가 안 들리면 실신하였을 수도 있으니 학생의 숨소리와 목소리를 화장실 밖에서 확인하였다. 한 2분 정도가 지났던 것 같다. 2분이 지난 후 학생이 화장실 문을 열고 나오며 이야기했다.

"선생님 저 똥 싸니까 배가 안 아파요. 괜찮아졌어요."

그 말을 듣는 순간 긴장했던 몸이 풀리고, 안도감이 들면서 웃음이 나왔다. 학생 말 그대로 옮기자면, '똥'배가 아팠던 것이다.

119에 신고하지 않아도 되었고, 염증이 있거나 다른 질환이 있었던 것도 아니었다. 보건실에 와서 떼굴떼굴 구른 2학년 남학생은 변을 2일간 보지 못했다고 하였고, 변비가 심했었는지 복통을 크게 느낀 경우였었다. '정말로 심각한 질환이면 어떻게 하지?' 할 정도로 강하게 통증을 표현했었는데, 변이 안 나오는 통증으로도 강한 통증을 호소할 수 있다는 사실을 알게 되었다. 변비가 심하면 엄청 고통스러운 아픔이 될 수도 있음을 생각하게 되는 하루였었다.

나의 경험상 초등학교 1~2학년 학생들은 본인이 배가 아픈 원인이 배변을 못 해서 일어나는 배변 통증인 건지, 일반적인 복통인지 구분을 잘하지 못한다. 그래서 1~2학년 학생들이 복통을 호소하며 보건실에 찾아오는 경우 화장실을 먼저 다녀올 수 있도록 설명하고, 화장실을 다녀오고 나서도 아프면 다시 보건실에 올 수 있도록 교육을 한다. 이렇게 교육을 하다 보면 초등학교 저학년 학생들의 반 정도는 화장실을 다녀와서 복통이 괜찮아졌다고 이야기를 하는 경우가 많다.

그래도 학생이 극심한 복통을 호소한다면 배변 통증이 아닌 다른 질환일 수도 있으므로 다양한 질환의 가능성을 생각해야 한다. 다양한 질환의 가능성을 생각하고 그 이후 대처를 판단하기까지는 다각도의 정보가 필요하다. 학생이 보건실에 온 즉시 표현하는 부분에만 한정되어 판단하기는 어렵고, 증상변화를 연속적인 상황에서 판단할 시간이 필요하다. 위와 같이 극심한 통증을 호소하여 119 후송을 고려했던 학생이 시간이 지나면서 증상이 완화되어 후송이 필요하지 않을 수도 있다. 반대로, 초기에는 가벼운 증상으로 보였지만 시간이 흐르면서 통증이 심해지고 다른 증상이 추가되면 119 후송이 필요한 응급상황으로 판단이 변할 수 있다. 따라서 보건교사는 학생이 호소하는 증상변화를 단절적인 상황이 아닌 연속적인 상황에서 판단해야 한다. 시간이 지남에 따라 증상이 변화할 수 있으며, 초기에는 경미했던 증상이 악화하거나 추가되어 응급상황으로 판단이 변할 수 있다는 점을 염두에 두어야 한다.

이번 경험은 학생의 증상을 분절적이고 단편적으로 보는 것이 아니라 연속적인 상황에서 보아야 한다는 점을 알게 해주었다.

5.

"선생님, 토할 것 같아요"
독감 증상 이야기

✚

2교시 보건 수업이 있어 수업을 들어가려던 와중에 초등학교 3학년쯤 되어 보이는 학생이 보건실 문을 열고 들어왔다.

"선생님 토할 것… 웩."

학생은 처치대가 있는 데로 오자마자, 말을 제대로 하지도 못한 상태로 벽과 싱크대에 튀도록 분출성 구토를 하였다. 너무 놀랐지만, 학생이 일단 토를 계속할 수 있도록 싱크대에 물을 틀고 등을 두들겨 주었다. 어느 정도 안정이 되자 옷에 묻은 토사물부터 닦았다. 싱크대와 벽은 언제 치우나, 보건 수업은 어쩌지 머릿속으로 고민이 되었지만 일단 학생 상태를 보아야 했다.

가장 먼저 체온을 측정해 보았더니 39도가 측정되었고, 구토 증상이어서 소화기계 문제를 먼저 확인하였다. 어제와 오늘 음식을 잘못 먹은 부분은 없는지, 설사는 하였는지 확인하였다.

그리고 분출성 구토 양상이어서, 혹시나 뇌혈관에 문제가 있는 것은 아닌지 다양한 가능성을 생각하여 신경학적 검진(눈 감고 서고 걸어보고 표정 만드는 부분 등)도 진행하였다. 특별히 음식을 잘못 먹은 부분도 없었고, 신경학적 이상도 없었다. 문제가 있었던 부분은 39도 이상의 높은 발열 상태였다. 학생이 지금 당장 119로 후송해야 할 응급상황은 아니나 39도의 높은 발열과 구토 증상이 있어 되도록 이른 시간 안에 병원 진료를 보아야 하는 상황이었다.

학부모님께 연락을 드리는 사이, 학생이 다시 한 번 더 구토하였고 어머님이 오셔서 병원에 가기로 하였다. 그동안 학생의 토사물로 범벅된 벽과 싱크대에 있는 토사물을 치웠다. 수업이 있었던 교실 담임선생님께서는 수업에 못 들어오는 상황인지 확인하는 전화가 왔고, 수업은 들어가지 못했다. 그리고 치료받으러 오던 학생들도 보건실 상황을 보며, 하나둘씩 교실로 돌아가는 정신없는 상황이었다. 어머님 집이 학교와 가까웠는지 5분 만에 학교에 오셨고, 학생은 바로 병원으로 갔다. 그 이후에도 그날따라, 열나는 학생이 많았고 그 학생들은 모두 구토를 하였다. 여분 이불이 없어질 정도로 구토만 스무 번 넘게 치웠던 날이었다. 그리고 그 구토했던 열한 명의 학생 모두 인플루엔자 확진을 받았다.

다양한 질환에 대한 경험이 부족한 신규 보건교사 시절, 소화기계 이상이나 신경학적 이상이 없더라도 학생들에게 구토 증상이 있을 수 있다는 걸 알게 되었다. 내가 일반적으로 알고 있던 인플루엔자라는 독감 증상이 뚜렷한 것도 아니었고, 단순히 열만 38도 또는 39도로 오른 상태에서 구토 증상이 동반되었다. 인플루엔자여도 구토 증상이 동반된다는 사실을 처음 알았다. 소아 환자들은 발열로 인해서, 신체 컨디션이 전반적으로 떨어지면 소화기계나 신경계에 문제가 없어도 구토가 발생할 수 있다는 것을 깨닫게 되었던 경험이었다.

요즘은 코로나 이후 열이 나면 학생들을 바로 귀가시키는 문화가 조금씩 자리 잡혀 나간 것 같다. 이전에는 열이 나도 해열제 복용 후 보건실에서 열이 감소하는지 파악하고 열이 떨어지면 학교 수업을 받을 수 있도록 하였는데 말이다. 앞으로 코로나 말고도 다양한 신종 감염병이 발생할 수 있다. 그리고 인플루엔자와 같은 다양한 감염병 대응을 위해서라도 38도 이상의 높은 발열 증상이 있다면, 병원 진료를 통해 감염병인지 확인하도록 병원을 안내하는 보건실 운영 문화가 자리잡혀 나가면 좋지 않을까 생각해 본다.

초등학교 보건실 운영 Tip

초등학생 경우에는 해열제를 복용시킬 때에 반드시 보호자 통화가 이루어져야 한다. 보호자 통화 시 확인해야 할 3가지 사항이 있다.

1. 초등학교 저학년의 경우 본인이 약을 먹었는지, 어떤 약을 아침에 먹고 왔는지 확실히 모르기 때문에 그 부분을 보호자로부터 정확하게 확인해야 한다.

2. 학생이 이미 병원 진료를 받고 왔고, 교차 복용하는 해열제가 있을 가능성이 크다. 선호하는 해열제, 부작용이 있는 해열제가 있을 수 있다. 이런 부분을 고려하여 해열제 성분을 확인하고 투약해야 한다.

3. 보호자에게 학생의 대략적인 체중을 확인한다. 소아는 약을 kg당 용량으로 계산하여 투약하여야 하기 때문이다.(이 부분은 보건실에 체중계를 두고 측정하는 방법도 있다.)

보건실 운영 Tip

토사물 치우는 방법?

토사물에서 냄새가 나는 것을 못 견디는 한 사람으로서, 토사물의 냄새를 최대한 맡지 않고 치우기 위한 나름의 방법을 생각했다.

1. 종이 핸드타월을 토사물을 다 덮을 정도의 넓이와 냄새를 차단할 수 있는 정도의 충분한 높이로 넉넉히 덮어 준다.(흡수력이 좋은 종이 핸드타월인 '드라이셀' 핸드타월로 하면 좀 더 효율적으로 치울 수 있다.)

2. 토사물이 종이 핸드타월에 흡수될 때까지 1~2분 정도 만지지 않고 기다린다. (이때는, 틈틈이 다른 일을 처리한다.)

3. 비닐봉지 안으로 손을 넣고, 비닐봉지를 이용하여 토사물이 흡수된 핸드타월을 하나로 잘 모아서 잡는다. 그런 후, 뒤집어 비닐봉지 안으로 토사물이 흡수된 핸드타월을 넣는다.

4. 환경 소독제가 적셔져 있는 핸드타월로 남아 있는 토사물을 닦아낸다.('차아염소산' 성분의 환경 소독제를 사용하면 좋다. 특유의 소독약 냄새도 나지 않고, 소독 효과는 확실하다. 메디록스, 애니 록스, 클린비히트 등이 있다.)

5. 이불도 똑같이 적용한 후, 토사물이 어느 정도 닦이면 환경 소독제가 흡수된 천이나 핸드타월로 닦는 것으로 마무리하고 잘 정리하여 세탁소에 보낼 수 있게 큰 비닐 안에 정리한다.

6. 참고 사항

   1) 토사물의 경우, 감염병 전파의 원인이 될 수 있으므로 환경 소독제를 충분히 사용하여 처리해 주면 좋다.

2) 냄새를 제거할 때는 환경 소독제를 뿌린 후 환기하면 페브리즈나 다른 탈취
제를 뿌린 것보다 더 빨리 효과를 볼 수 있었다.(소독제를 분사할 때는 이 소
독제가 호흡기에 흡인되게 되면, 어떠한 독성이 나타날지 모르므로 되도록
마스크를 착용한 후 분사할 수 있도록 하며, 분사한 후에는 충분한 환기가
필요하다.)

1~2 분 토사물 흡수
(툰테타월에 충분히
흡수되게 기다리기)

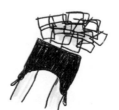

비닐봉지 덮집어서
내용물 걷어넣기

6.

"내 소중한 친구가 아파요"
초등학교 보건교사의 소소한 행복 이야기

조그마한 예쁜 여자아이가 너무나도 서럽게 울며 보건실에 들어온다. 나는 너무 놀라서, 어디가 많이 아픈지 물어보고 살펴보기 시작했다. 울먹이며 말하는 학생의 이야기를 잘 들어 보았다.

"친구가 아파요. 여기, 목이 찢어졌어요."

"친구 목이 다쳤어!? 친구는 어디 있어요? 선생님 구급용 가방 챙기고 친구한테 같이 가자. 울지 말고, 잘 얘기해 줘야 선생님이 알지."

친구 목이 찢어졌다는 말에, 상처가 많이 나 있을까 봐 걱정되었다. 정신없이 구급용 가방을 찾았다. 구급용 가방을 꺼내고 나가려고 하는 순간, 학생이 손에 들려있던 종이 인형 집을 나에게 내밀었다.

'종이 인형 집을 나에게 왜 내밀지? 들어달라는 건가?' 궁금증이 생기던 차에 인형 집 안을 보게 되었다. 그 안에 있는 종이 인형 목 부분이 찢어져서 얼굴과 몸이 분리되어 있었다. 그 순간, 나는 얼굴과 몸이 분리된 종이 인형을 가리키며 물어보았다.

"혹시, 아프다는 친구가 이 친구인 거예요?"

"네, 치료해 주세요."

어린 학생은 진지하게 본인의 소중한 친구를 치료해달라고 하였다. 그 순간 안도감이 든 동시에 학생이 귀여워 웃음이 나왔다. 학생은 울고 있었지만, 나는 웃음이 나와서 웃음을 참기 위해 엄청난 노력을 해야 했다. 그리고 어떻게 종이 인형을 치료해 줄지 고민하면서 많은 생각과 감정이 들었다. 가장 먼저, 보건실에 가면 뭐든지 치료해 줄 거라는 믿음을 가지고 나에게 찾아와준 학생이 귀엽다는 생각이 들었다. 학생은 정말 마음이 아팠을 거고 본인의 소중한 친구를 치료해 주고 싶은 상황이기에 웃음을 꾹 참고 어떻게 종이 인형을 치료해 주면 좋을까 고민하기 시작했다.

"선생님이, 이 친구도 치료해 줄게요. 근데 어떻게 치료해 주면 좋을까?"

나는 투명 테이프와 가위를 가지고 와서 인형의 찢어진 목 부위를 이어 붙여 주었다. 얼굴과 몸이 분리된 인형이 제자리를 찾았다.

"이제. 괜찮아진 것 같네! 치료 끝났어요."

인형의 얼굴과 몸이 제자리를 찾았고, 인형 치료가 다 끝났음에도 학생의 표정이 좋지 않았다. 무슨 이유가 더 있을까 물어보려던 찰나에 학생이 대답하였다.

"선생님 근데, 여기 목에 찢어진 자국이 보여요."

"원래, 상처가 나면 그 상처가 났던 자리에는 흉터가 생겨, 이것도 그 흉터라고 생각하자."

"이거는 없앨 수가 없어요?"

학생의 말에 이 하얗게 찢어진 부분을 어떻게 해야 할까 다시 고민하게 되었고, 그때 책상에 있던 파란색 네임펜이 내 눈에 보였다. 순간, 그 파란색 네임펜으로 예쁜 목걸이를 그려주면 괜찮겠다는 생각이 들었다.

"우리, 친구 흉터 보이지 않게 예쁜 목걸이 하나 만들어 줄까요?"

학생이 고개를 끄덕이며 동의를 하였고, 나는 찢어져서 테이프로 붙인 부분에 파란색 동글동글한 목걸이를 그려주었다. 그렇게 목걸이가 그려지고 나서야 학생은 감사하다는 인사를 나에게 전해 주었다.

"감사합니다. 보건실 선생님."

나름대로 종이 인형을 열심히 치료해 주면서, 다양한 감정들을 느꼈던 것 같다. 학생의 순수한 마음에서 느껴지는 애틋함. 보건 선생님은 치료해 줄 거라는 생각으로 찾아온 믿음에 보답을 해줘야 한다는 책임감. 그 나이대에서 느껴지는 귀여움. 이런 학생들을 보면, 바쁜 일상에서도 웃음이 절로 지어진다. 이런 순수한 학생들과 함께하는 보건교사라는 직업을 가지게 된 게 참 행복하다.

심폐소생술 수업,
일곱 가지 질문 이야기

초등학교에서 심폐소생술 이론 수업을 하다 보면 정말 다양한 질문이 나온다. 나는 첫 심폐소생술 수업 시 당황을 많이 했었다. 신규 보건교사였던 시절 학생들의 돌발 질문에 대해서는 아무것도 대답하지 못하고 수업을 얼버무리며 마무리했던 날들도 많았다. 그러고 나서 그날 수업이 끝나고 나면 퇴근하여 학생들이 했던 질문에 대한 답을 찾고자 응급의학과 관련된 서적을 찾아보았다. 심폐소생술 근거가 적혀있는 서적과 다양한 자료들을 보며 학생들 질문에 대한 답을 찾아 나갔다. 학생들이 호기심으로 질문했었던 내용의 답을 하나씩 알아나가게 되면서 심폐소생술의 동작에는 다 과학적인 원리가 있었다는 것을 알게 되었다. 이러한 부분들이 반복되다 보니 지금은 학생들이 무엇을 궁금해하고 질문하는지 패턴이 파악되었다. 그리고 학생들이 하는 모든 질문에 바로 답변해 줄 수 있는 경지에 이르렀다. 호기심 많은 학생들이 내가 미처 생각하지 못하는 부분까지 질문하여 나를 더 발전시켜 준 결과, 이제는 따로 찾아보지 않아도 답변이 머릿속에 저장된 나 자신을 발견한다.

비교과교사인 보건교사는 보건실 운영이 주된 업무이다. 대학에서 간호학을 주로 배워서 수업 방법을 배워본 적이 없었다. 신규 보건교사였던 시절에는 수업 진행에 많은 어려움을 느꼈고, 지금도 수업을 진행할 때는 다른 교과 선생님들처럼 잘 해내지는 못한다는 사실을 매번 깨닫고 있다. 수업 계획안을 짜는 부분도 미숙하고, 화려한 파워포인트 편집 기술도, 교과교사들이 진행하는 다양한 수업방식도 잘 모른다. 그래서 가장 고전적인 방법인 강의식 수업으로 주로 진행하게 되고, 질문을 던지고 답을 하는 문답식의 방법으로 보건 수업을 진행한다. 새로운 수업 방법들이 많이 나오지만 내가 잘할 수 없었다. 나는 내가 할 수 있는 수업방식인 강의식 수업 방법으로 수업을 진행한다. 수업 시간에 당황스러운 질문이 나와도 초등학생 눈높이에 맞게 의학적 원리, 생물학적 기전에 관해 설명하려고 노력한다. 나에게 다양한 수업 기술은 없지만, 심폐소생술 수업을 하며 학생들이 질문했던 여러 가지 질문들과 관련된 이야기를 해보고자 한다.

첫 번째, 심폐소생술 질문 이야기

"선생님 가슴 누를 때 왜 꼭 깍지를 껴야 해요? 주먹으로 눌러도 되고, 그냥 깍지 안 끼고 눌러도 충분한 깊이랑 속도로만 하면 되잖아요."

"그러게, 왜 손깍지를 끼지? 손깍지를 끼우는 이유가 있긴 할 텐데, 그 부분은 선생님도 공부를 더 해보고 알아 올게요. 오늘은 심폐소생술 단계랑 효과적으로 하는 방법에 대해서 수업을 할게요."

나는 첫 심폐소생술 수업 시 학생의 질문에 대해 답변을 하지 못했고, 내가 준비해 온 파워포인트 수업자료를 보여주며 심폐소생술 단계와 방법에 대해서만 전달하였다. 그리고 나서 퇴근 후 집에 돌아와 질문에 대한 답변을 찾아보았다. 손깍지를 끼라고 하는데 왜 하는지는 몰랐다. 불필요해 보이는 손깍지를 끼는 이유를 찾아보았고 손깍지가 필요한 이유를 찾게 되었다.

심폐소생술을 할 때 가슴압박 단계에서 가슴을 누르는 동작에서 손깍지를 껴야 하는 이유는, 손바닥의 아래쪽 끝부분인 손꿈치 부분만 정확하게 흉골 부위에 닿을 수 있도록 하기 위함이었다. 깍지를 껴서 손바닥 윗부분을 들어 올리는 것이 핵심이었다. 손바닥 윗부분을 들어서 갈비뼈 부근에는 압력이 들어가지 않도록 하여, 손바닥 아랫부분인 손꿈치라고 불리는 부위로 단단한 흉골 부위만 효과적으로 압박을 할 수 있도록 하는 원리였다.

갈비뼈 부근을 큰 힘으로 누르게 되면 갈비뼈가 부러지고, 그 부러진 날카로운 부분이 폐를 찔러, 폐에 손상을 줄 수 있다. 얇은 갈비뼈 부근을 눌러 갈비뼈가 부러지지 않도록, 단단한 흉골 부위에만 손꿈치가 닿을 수 있도록 손바닥 윗부분을 들어주기 위해 손깍지를 하는 것이었다.

여기에서 나는 손깍지를 끼는 것이 중요한 것이 아니라, 손깍지를 껴서 손바닥 윗부분을 잘 잡아주는 것이 더 중요한 부분임을 알게 되었다.

두 번째, 심폐소생술 질문 이야기

지난 심폐소생술 이론 수업 시간이 지나고, 심폐소생술 실습 시간이 시작되었다. 실습을 시작하기 전, 이론 시간에 물어봤었던 질문을 설명해 주는 시간을 가졌다. 손깍지를 끼는 이유에 관해 설명하자 학생들의 눈이 동그래지며 '장난친다고 한 얘기였는데, 이유가 있었구나.' 하는 반응이었다. 그런데, 여기서 연결 질문이 예상치 못하게 들어왔다.

"선생님 그러면 손깍지를 낄 때 오른손을 위로 덮어서 깍지를 껴요? 왼손을 위로 덮어서 깍지를 껴요?"

순간 당황하여, 어느 손을 위로 하는 게 맞는 거지? 잠깐 생각하게 되었고 결론은 내지 못한 채 답변하였었다.

"오른쪽이든 왼쪽이든 상관없이 본인이 편한 손을 위로 올리면 되지 않을까요? 깍지 껴서 누르기 편한 자세를 만들어봐요. 오른쪽이든 왼쪽이든 상관이 없을 것 같아요." 학생의 물음에 대한 답변에 확신이 없었지만, 대답하게 되었다. 이 2가지 답변을 들은 학생들은 깍지를 낄 때 본인이 편한 손을 위로 올려 심폐소생술 실습을 시작하였다. 그리고 손 윗부분은 갈비뼈에 닿지 않게 유의하며 가슴압박을 하는 실습 시간을 가졌다.

순간적으로 대답하긴 했지만, 정말 왼손이든 오른손이든 상관이 없는 건지 더 효과적인 손이 따로 있는 건지 알아보고 싶었다.

왼쪽 손을 위로 올려라, 오른쪽 손을 위로 올려라 이런 내용에 대해서는 응급의학과 서적, 임용 공부를 했던 서적을 다 찾아봐도 나오지 않았다. '왼손을 위로 하던 오른손을 위로 해서 깍지를 끼던 상관이 없어서 이 부분에 대해서 안 나온 것일까?' 생각하며, 대한심폐소생협회에 문의하게 되었다. 대한심폐소생협회 강사분께서도 단순하게, 상관없다는 답변을 들려주었다. 오른손잡이, 왼손잡이가 편한 방식이 다 다르다. 보통 오른손잡이가 많으므로 오른손을 위로 올려 깍지를 끼고 수직으로 팔을 곧게 뻗는 것이 편할 것이라는 답변을 주었다. 그리고 손꿈치에 체중을 실어 힘을 덜 들이고 효과적으로 압박하기 위한 가장 적절한 자세는 두 손을 모아서 안정적으로 깍지 끼고 팔을 수직으로 곧게 펴야 한다고도 답변해 주었다. 내가 정확하게 알지 못하고 학생들에게 답변했던 내용이었지만, 답변 내용이 맞았다는 사실에 안도감을 느꼈다.

세 번째, 심폐소생술 질문 이야기

"선생님. 의식 확인할 때 왜 어깨를 두드려야 해요? 괜찮은지 정신 차리라고 보통 얼굴 때려보잖아요. 원래 정신 차리라고 귀싸대기(장난기 많은 학생의 표현) 때리잖아요. 왜 귀싸대기 때리면 안 돼요?"

나는 학생이 질문한 표현에 맞추어 "귀싸대기 맞으면 기분 나쁘잖아요. 내가 아무리 아픈 상태라고 하지만, 누군가가 귀싸대기 때리고 있다고 생각해 봐요. 기분 나쁘지 않아요? 배려를 해줘야죠. 기분 나쁘면 안 되니 어깨를 두드려주세요."라고 답변을 했다. 학생들이 나의 답변에 의아해하면서도 "기분 나쁘니까, 선생님이 뺨 때리지 말래."라고 이야기하며 수업 도중에 웃는 포인트가 되었다.

"기분 나쁘니까 귀싸대기 때리지 말라는 것은 선생님도 장난으로 이야기한 거예요. 정말로 어깨를 두드려야 하는 다른 이유가 있어요."

"뭔데요?"

"어깨가 단단한 견갑골(=어깨뼈)이라는 뼈로 되어 있어서 두드려도 척추에 움직임을 덜 전달하기 때문이에요. 우리가 의식이 없게 되는 이유가 다양하게 있겠지만, 일단 의식이 없어지면 몸에 힘이 들어가지 않겠죠. 그러면 목도 힘없이 돌아가요. 이런 상황에서 뺨을 때리면 어떻게 돼요?"

"목이 돌아가요!"

"그래요. 목이 옆으로 움직일 수 있어요. 목이 옆으로 움직이면 목을 이루고 있는 목 척추에 손상을 줄 수도 있어요. 이 척추가 손상되면 어떻게 될 수 있죠?"

"다리가 마비돼요!"

"그래요. 허리 척추가 다치면 다리가 마비될 수 있어요. 그런데, 목에 있는 척추가 다치면? 온몸을 움직일 수가 없게 될 수 있겠죠? 그런데 뺨을 때려서 목에 있는 척추에 손상이 가도록 하면 될까요?"

"안 돼요!"

"목에 있는 척추가 다칠 수 있으니까 우리 귀싸대기는 때리지 말고, 단단한 어깨를 두드려서 의식 확인을 하도록 합시다."

네 번째, 심폐소생술 질문 이야기

"왜 입으로 숨을 불어 넣어요? 코에다 불어 넣어야 폐로 들어갈 것 같은데, 입에다 숨 불어 넣으면 위(소화기계)로 가지 않아요?"

학생에게 이 질문을 처음 들었을 때 초등학교 5학년 학생이 과학 시간에 신체 구조에 대한 부분을 배웠고, 이에 따른 질문을 연결해서 한다는 부분이 놀라웠다. 코는 기도로 연결되어 폐로 이어져 있고, 입은 식도로 연결되어 위와 이어져 있다는 기본적인 신체 구조를 파악하고 하는 질문이었고, 나는 이 부분에 대해서 어떻게 설명해야 할까 고민을 했었다. 그리고 답변을 시작하였다.

"우리가 인공호흡하기 전에 뭐를 했어요? 인공호흡 이전에 순서가 뭐였죠?"

"음. 기도 열기요?"

"그래요. 공기가 입에서 폐로 들어갈 수 있게 기도 열기를 먼저 해요. 기도에 연결된 후두개라는 뚜껑 같은 것을 여는 것을 기도 열기라고 하는데, 그 뚜껑이 열리면 입으로 공기를 불어 넣어도 입으로 넣은 공기가 기도로 전달되어 폐로 가요."

"그럼, 기도와 식도가 같이 이어져 있는 거예요?"

"기도와 식도가 이어져 있다고 표현하기보다는, 입과 코가 연결되는 통로가 중간에는 합쳐져 있고 이걸 기도 위에 있는 뚜껑인 후두개가 적절하게 음식물과 공기가 위와 폐로 잘 찾아갈 수 있도록 길잡이 역할을 해요.

기도와 식도로 분리되기 전에 합쳐져 있는 공간이 있어요. 그래서 기도 위에 닫혀있던 후두개 뚜껑을 열면 입을 통해서 공기를 불어 넣어 줘도 기도로 들어가서 폐에 공기를 전달해 줄 수가 있어요."

"이해는 되는데요. 왜 그렇게 번거롭게, 기도 열기까지 하면서 입에 숨을 불어넣어야 해요? 그냥 코로 불어넣어도 폐에 공기가 갈 것 같은데요."

"일단 기도 열기를 하는 이유는 우리 몸이 건강할 때는 후두개라는 기도 입구 부근에 있는 뚜껑이 열리고 닫히는 과정이 자연스럽게 일어나요. 입에서 음식물이 들어올 때는 기도를 닫아 줘서 기도로 음식물이 가지 않고 식도로 가게 해주고, 숨을 쉴 때는 열려있어서 코와 입을 통해 거쳐오는 공기를 기도를 통해 폐로 전달하게 되는 과정이 자연스럽게 일어나요. 그런데 의식이 없어지면 이런 기능들이 자연스럽게 되지 않고 후두개가 닫힌 상태로 멈춰 있어요. 공기가 폐로 가지 못하게 후두개가 기도를 막고 있어서 기도 열기 과정을 해줘야 해요. 그리고 질문하는 내용이, 왜 굳이 입으로 공기를 불어 넣냐는 의미인 것 같은데 그런 질문이 맞나요?"

"네, 선생님 설명처럼 기도가 열려있지 못하니 기도 열기를 해야 한다는 부분은 이해가 가요. 그런데 코로 연결되어서 기도로 가는 길이 더 잘 열려있을 것 같은데, 굳이 입으로 해서 기도로 공기를 보내 주어야 하는 이유를 잘 모르겠어요."

"아! 선생님도 질문의 의도가 이제야 파악이 되네요. 그 부분은 효과적으로 많은 공기의 양을 손실 없이 폐로 전달하기 위해서예요. 우리가 구강이라는 공간과 코 뒤에 비강이라는 공간에 크기를 생각해 보면 돼요. 우리 얼굴에 코 뒤편에는 텅텅 비어있는 공간인 비강이라는 공간이 있어요. 여기

2장 평범한 보건실 '학생과의 이야기'   **75**

공간이 입안인 구강보다 훨씬 넓어요. 그래서 입으로 인공호흡을 해서 폐로 공기를 줘요. 코로 바람을 불어 넣으면 여기 비강 안에서 공기가 흩어져 버리고 기도를 거쳐서 폐로 도달하는 공기 양이 거의 없어요. 반면에 구강 공간은 비강보다 작아서 대부분의 공기가 기도를 통해서 폐로 도달하기가 좋아요. 공기를 짧은 시간 안에 효과적으로 충분하게 전달할 수 있어요.”

“아! 코의 뒷공간이 넓으니까 공기가 퍼지는 거네요. 입안 공간은 모아질 수 있고요.”

“네, 맞아요. 선생님이 복잡하게 설명한 것 같은데, 잘 이해해 줘서 고마워요. 너무 똑똑한데요. 이런 질문도 하고, 이해도 잘하네요!”

다섯 번째, 심폐소생술 질문 이야기

“왜, 심폐소생술 하는데 옷을 다 벗겨야 한다고 해요? 여자들은 좀 그럴 것 같아요. 옷 위로 누를 수도 있지 않아요?”

“옷을 벗기는 이유는 크게 2가지가 있어요. 첫 번째로는 가슴압박 시 정확한 위치를 찾아서 효과적으로 압박해야 하기 때문이에요. 그리고 두 번째로는 자동심장충격기가 있다면 사용을 해야 하는데, 그 자동심장충격기 패드를 붙이기 위함이에요. 맨살에 붙여야지 피부 표면에서 심장까지 전기 충격을 효과적으로 전달할 수 있고, 피부 표면에 접촉해야 심장박동 리듬도 파악할 수 있죠.”

“심장충격기가 없으면, 압박 위치만 정확히 찾고 옷으로 덮어서 심장 압박하면 안 돼요? 너무 부끄러울 것 같아요."

"여자들의 경우에는 그래도 되어요. 너무 옷을 벗기는 게 당연한 것처럼 생각이 되지만 인권을 위해서, 옷을 벗기고 난 다음 심장 압박 위치가 확인되면 가슴 부분만 다른 천으로 덮은 후에 압박해도 되어요. 그 천이 압박하는 데 불편할 정도로 미끄러지는 천이 아니라면 덮고 압박해요."

"진짜요? 그럼 덮고 해도 되네요!"

"네, 덮고 해도 되어요. 그래서 자동심장충격기를 사용할 때도 패드 붙이는 부위만 맨살이 노출되면 되기 때문에, 가슴 부위는 살짝 덮어 주고, 패드를 붙이는 부위만 노출하게 되면 괜찮아요."

"실습 영상 볼 때마다 옷을 벗긴다고 해서 좀 그랬어요. 정확한 심장 압박 위치를 확인하고 심장충격기 패드 붙일 부위만 노출한다면 가슴 부위는 다 벗기지 않아도 되는 거였네요."

내가 대한심폐소생협회 일반인 심폐소생술 전문 강사 과정을 취득하기 위해 배울 때 이 다섯 번째 질문 부분에 관해서 설명을 들었던 기억이 있다. 그때 당시 이태원 참사 때 심폐소생술이 이루어졌던 상황에 관해서 이야기해 주었다. 많은 사람이 심폐소생술을 실시할 때 옷을 벗긴다는 부분을 교육받아서 그런지, 여성분들 상의도 다 벗겨서 심폐소생술을 진행하는 모습이 많이 나와서 안타까웠다고 하였다. 뉴스에서는 그나마 모자이크 처리가 되고 괜찮았지만, 각자 방송하는 유튜브 영상에는 그대로 송출되는 경우가 많았다. 따라서, 여성의 프라이버시를 존중하면서도 응급상황에서 효과적으로 대처하는 방법을 교육해야 한다는 것도 중요하다고 설명해 주셨다. 자동심장충격기 패드를 붙일 부분만 노출해 준다면 다른 부위는 가리고 심폐소생술을 해도 된다.

여섯 번째, 심폐소생술 질문 이야기

"왜 딱딱하고, 편평한 바닥에서 해야 해요? 드라마에서 보면 병원 침대 위에서 그냥 하던데요."

"딱딱하고 편평한 바닥에서 해야 하는 이유를 먼저 설명하자면, 가슴압박을 효과적으로 이루어지도록 하기 위함이에요. 일단 편평한 바닥이어야지 심장과 뇌가 일직선상에 있어서 심장을 압박할 때 뇌로 혈액이 충분하게 잘 갈 수가 있고, 딱딱해야지 압박하는 힘을 푹신한 침대가 흡수하지 않고 심장에 전달해 줘서 적은 힘으로도 효과적으로 심장을 압박할 수 있어요.

그리고 드라마에서 나오는 부분은 침대에서 압박할 때, 응급카트에 있는 단단한 판을 덧대는 부분을 안 보여줘서 그래요. 응급카트 옆에 보면 큰 판이 하나 있는데요. 심폐소생술 시에는 그 판을 환자 가슴 부분 침대 쪽에 밀어 넣고 단단한 바닥을 만든 후 압박해요."

"병원에서 할 때 딱딱한 판 같은 게 있는 거였어요? 그런데 보통 밖에서 하게 되면 딱딱하고 편평한 바닥이 없는 경우도 많을 텐데, 그때는 어떻게 하나요?"

"딱딱하고 편평한 바닥이 없는 경우에도 심폐소생술을 수행할 수 있어요. 일단 사람이 쓰러져있고 심폐소생술이 필요한 상황이라면 딱딱하고 편평한 바닥을 찾는 것보다 바로 가슴압박을 시작해 주는 것이 중요해요. 푹신한 침대에서라도 일단 가슴압박을 하는 것이, 하지 않는 것보다 좋죠. 그러니 딱딱하고 편평한 바닥이 없어도 사람을 살리기 위해서는 일단 심폐소생술을 먼저 해주세요. 그래도 주변에 딱딱하고 편평한 바닥을 쉽게 찾을 수 있는 곳이라면 가슴압박을 효과적으로 수행하기 위해 가능한 한 딱딱하고 편평한 표면에서 심장 압박을 하는 것이 더 좋겠죠?"

딱딱하고 편평한 바닥은 가슴압박을 수행하는 사람의 팔과 상체를 지탱하여 체력 소모를 줄여주기도 해서 심폐소생술을 오랫동안 지속할 수 있도록 도와주기도 한다.

일곱 번째, 마지막 심폐소생술 질문 이야기

"가슴을 누를 때 왜 꼭 손으로 눌러야 해요? 발로 밟으면 안 돼요? 발로 밟으면 힘도 덜 들어가고 더 편할 것 같은데요?"

"발로 밟으면 어떻게 될 거 같아요?"라는 질문에 장난스럽게 "그냥 발하나로 까딱까딱하면서, 편하게 누를 수 있을 것 같아요."라고 당당하게 되받아치는 학생이었다. 나는 손으로 누를 때와 발로 누를 때의 차이를 설명하였다.

"발로 누르게 되면, 손으로 누를 때보다 넓은 부위를 압박하게 되어요. 단단한 가슴 가운데 뼈인 흉골 부분만 압박해야 갈비뼈가 부러지는 것을 최소화할 수가 있는데, 발로 누르게 되면 그 조절을 잘할 수 없어서 얇은 갈비뼈까지도 넓은 발로 눌려져버리게 될 수가 있겠죠? 그렇게 되면 어떻게 될 것 같아요?"

"선생님은 갈비뼈가 부러진다고 이야기하고 싶은 거죠?"

"그럼요. 갈비뼈가 부러질 수도 있으므로 발로 누르지 않아야 해요."

"그런 논리라면, 선생님이 손도 깍지를 껴서 손가락 부위는 들고 손 뒷부분인 손꿈치로 누르라고 했잖아요. 그렇듯이 발도 발꿈치로만 누르면 갈비뼈 안 부러질 수도 있잖아요."

"발은 손보다 미세한 조작을 하기가 더 힘들어요. 발로 압박하려면 일어서서 해야 하고 한쪽 발로만 지탱해서 한쪽 발로 압박을 해야 할 텐데, 두 발도 아닌 한 발로 안정적으로 서서 1분당 120회의 속도로 압박할 수 있겠어요? 중간에 중심이 흔들리지는 않을까요?"

"아…."

"안정적으로 바닥에 무릎을 대고 손을 이용해서 가슴압박을 진행하는 것이 분당 120회 속도로 2분간 심장 압박을 유지할 수 있는 최적의 자세에요. 그리고 실질적으로 발로 눌러보면, 그렇게 편하지는 않을 거예요."

"손으로 할 때 너무 아픈데요. 손등이 빨개져요. 손으로 할 때도 오래 못하겠어요."

"당연히 사람 살리는 일인데 힘들죠, 손으로 하는 게 발로 하는 것보다 덜 힘들다고 했지, 손으로 하는 게 힘들지 않다고 이야기한 건 아니에요. 발은 우리 몸 자체를 지탱해야 하는 역할을 하는 부분이고, 손은 우리 몸을 지탱하는 발의 역할 때문에 움직임이 자유롭거든요. 그러므로 손을 이용해서 심장 압박을 하는 게 발로 하는 것보다 좀 더 수월하고 쉬울 거예요."

　심폐소생술 수업을 여러 차례 진행하면서, 학생들 덕분에 새롭게 이론에 대한 근거들을 공부하게 되었다. 그리고 심폐소생술 동작 하나하나의 중요성을 이해하게 되었다. 일곱 가지 질문 내용들을 되새겨보면서, 심폐소생술 동작 하나하나가 우연히 만들어진 건 없었다는 사실을 깨닫게 되었다. 모두 의미가 있는 동작들이었다. 이러한 깨달음은 심폐소생술의 중요성과 그 효과에 대해 더욱 깊이 있게 이해하는 계기가 되었다.

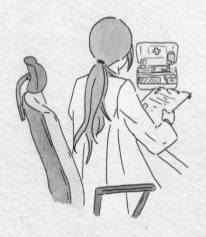

3장

평범한 보건실
'학부모님과의 이야기'

1.

보건실 문 30분 일찍 열어주세요

보건교사로 근무하다 보면, 다양한 학부모님들의 요구를 듣게 된다. 학교 출근 시간은 9시. 나는 매일 15분~30분 정도는 일찍 도착하여 보건실 운영을 위해 보건실을 정돈하는 시간을 가진다.

1. 소독된 처치 기구를 처치대로 옮기기
2. 모자란 거즈와 밴드 약품들을 처치대에 꺼내두기
3. 보건실 환기, 침상 침구 정돈하기
4. 물을 끓여서 온수 준비하기
5. 업무를 위한 컴퓨터 세팅하기

이러한 준비들이 다 되기도 전에 학생들은 보건실을 찾아온다. "어제부터 아팠는데요. 어제 다쳤는데요."가 첫 간호의 시작점이 된다. 보건실 운영을 준비하는 와중에도 학생들을 간호하며 아침 시간을 보낸다.

신규 보건교사였던 시절, 보건실을 운영하며 하루하루 지내고 있던 와중에 보건실로 전화가 한 통 왔다. 전화를 주신 학부모님은 보건실 문을 너무 늦게 연다는 말로 시작하였다. 학생들이 9시 수업에 늦지 않게 들어가야 하니, 보건실 문을 30분 일찍 열어서 아침에 학생들을 치료해 달라고 요청했다. 이 요청에 드는 감정은 복잡하고 미묘했다. '이미 일찍 나와서 아침부터 오는 학생들을 치료해 주고 있었는데도 불구하고, 어떻게 더 일찍 치료를 해달라는 것인지?'에 대한 생각이 가장 먼저 들었다. 그다음으로는 '나의 근무시간은 9시부터이고, 나도 어찌 보면 그냥 근로자인데, 근무시간 외 업무를 당연하게 생각하고 요구하는 것일까?'라는 생각이 연이어 들었다. 나는 이 요구가 너무나도 당황스러웠다. 그리고 말씀드렸다.

"초과근무수당 주실 수 있으세요?" 이 말은 들은 학부모님께서도 당황하였다.

"보통 출근 시간 전에 30분 정도 일찍 출근하는데, 그게 뭐가 그렇게 힘드신가요?"

"이미 30분 일찍 출근하고 있습니다. 그리고 그 30분 일찍 출근하는 시간은 보건실 운영을 위한 준비시간이지, 정식적인 출근 시간은 아닙니다. 그런데도 학생들이 오면 간호 처치를 하고 있습니다."

"수업 전에 치료받는 학생들이 많나 보네요. 우리 아이도 보건실 가면 차례 기다렸다가 치료받는다고 듣기는 했어요. 큰 학교라서 치료받는 학생들이 많은 것 같고 학생들이 수업 시간인 9시 전까지 치료를 못 받으니 조금 더 신경을 써서 9시 전까지 치료받을 수 있도록 해주시면 좋을 것 같아요." 다양한 학부모님들의 요구 사항을 받아보았지만 이런 요구 사항은 매우 당황스러웠다.

"어머님 병원에서도 그렇게 하십니까? 병원 진료 시간이 9시부터인 병원이에요. 거기에 가서도 아이가 아프니 8시 30분부터 진료 봐달라고 요청하시나요?"

"……."

"어머님 병원 진료는 9시이고 아이는 정말 많이 아픕니다. 그럼 어디를 가야 할까요?"

"……."

"24시간 하는 병원에 가거나 응급실에 가야죠. 9시부터 진료 시작하는 병원에 가서 진료 시간도 아닌데 봐달라고 할 게 아니라요."

"이렇게 말씀하시는 부분은, 선생님께서는 일찍 나와서 치료를 못 한다고 이야기하는 거죠? 아픈 학생들을 위해서 조금 더 일찍 출근하는 부분이 뭐가 그렇게 어려우시다고……. 교육청에 이야기해 보겠습니다. 교육청에 얘기해도 괜찮은 거죠?"

"네, 교육청에 이야기하세요. 그리고 저는 제가 도의적으로 일찍 출근하면 출근하는 대로 학생들을 보았는데, 앞으로는 정식적으로 9시부터 처치 시작합니다. 그전에 일찍 출근해도 제가 보건실 운영을 위해 준비해야 할 일 천천히 하고 9시부터 처치 시작하겠습니다." 하고 전화를 마무리하였다.

이러한 학부모의 요구가 있던 사실과 전화 응대를 했던 내용을 요약하여 교감, 교무부장님께 보고를 드렸었다. 그 이후, 특별한 일 없이 사안은 마무리되었다. 무리한 요구에 어떠한 방법으로 대응해야 현명한 대처일지 많이 고민했던 신규 보건교사 시절에 대한 경험이 머릿속에 남아 있다. 그리고 지금도 다양한 요구가 있을 때마다 어떻게 대처하면 좋은지에 대한 고민은 계속된다.

2.

시력검사 오차 범위가
왜 이렇게 넓어요?

✚

    학생들의 신체 발달 상황(키, 몸무게, 비만도)과 시력검사는 매년 보건교사가 담당하여 진행하게 된다. 그 외에도 학생 대상에 따라 건강검진, 소변 검진, 구강검진(초등), 결핵 검진(중, 고등) 등 다양한 검진을 검진 기관과 연계하여 진행하게 된다.

    학교마다 학교 상황에 따라 검진을 진행하는 방법이 다양하다. 내가 첫 발령을 받았던 학교에서는 신체 발달검사와 시력검사의 준비 과정부터 결과 보고 사항까지 온전히 보건교사 한 명이 모두 진행했다. 그때 당시 나는 42학급 신체 발달검사와 시력검사를 진행하기 위하여 42명의 담임선생님과 일자와 시간을 조율하였다. 2주 동안 1교시에 한 반씩 보건실에서 신체 발달 상황과 함께 시력검사를 진행하였다.

    신체 발달검사와 시력검사 측정을 보건실에서 진행하면 한 반에 25명~28명씩의 학생이 보건실 안에서 대기하게 된다. 조용하게 검진을 진행하려고 지도한다고 해도 학생들은 서로 대화하고, 장난을 치며 본인 순서가 될 때까지 가만히 있지 못한다. 신체 발달 상황과 시력검사를 하는 날은 검사 진행을 하면서 동시에 보건실에 오는 아픈 학생의 간호 처치도 해야 한다. 2가지를 동시에 진행하려고 하다 보니 정신없는 하루하루가 반복된다. 이렇게 2주 동안의 검진이 완료되고 나면 검진 결과를 정리하여 입력하게 된다. 그때 당시에 신규였던 나는 융통성 있게 업무처리를 하는 방법을 몰라 담임선생님들의 협조를 구하지 못하였다. 초과근무를 하며 42학급 1,200명 가까이 되는 학생들의 결과치를 하나하나 입력하였다. 그리고 그 입력값을 개별 가정통신문으로도 나갈 수 있게 편집했었다. 이렇게 개별 가정통신문이 나가고 나면 검사 결과와 관련한 문의 전화가 보건실로 직접적으로 올 때가 많았다. 이런 문의 중에서 내가 가장 기억에 남았던 경험에 관해 이야기해 보고자 한다.

"시력검사 수치가 너무 낮게 나왔어요. 그래서 안과를 갔는데 안과에서는 시력이 잘 나오는데, 학교에서는 제대로 측정을 안 하나 봐요? 저희 아이 사시도 있어서, 눈에 문제 있나 놀라서 갔잖아요. 보건실에서 대충 측정하지 말고 제대로 측정해 주세요."

이 전화를 받고 든 생각은 대충 측정하였을 거라고 단정 짓고, 대충 일하지 말라고 탓을 하는 것 같았다. 최선을 다해서 측정하고 개별 가정통신문까지 일일이 작업해서 나가는 노력을 모르시는 것 같아, 문의하시는 학부모에게 섭섭한 감정이 먼저 들었다.

"어머님 저는 대충 측정하지 않았습니다. 안과와는 달리 학교에는 정밀

기계도 없고, 시력표로 측정하며 학생이 읽는 숫자에 따라 측정하여 오차 범위가 있습니다."

"안과에서도 시력표로 측정했어요. 시력이 0.5 이상 차이가 나는 게 말이 되나요?"

"저희가 안과와는 달리 별도의 조용한 검사실 공간에서 검사를 진행하지 않습니다. 다른 학생들이 보건실 안에 모여있는 상태로 측정하게 되어서 제가 숫자를 잘 못 들었을 수도 있고, 데이터를 옮기는 과정에서 숫자를 잘못 입력했을 수도 있습니다. 그럴 때는 보건실로 연락해 주시면 보건실에서 학생 한 명만 따로 방과 후에 조용히 측정합니다. 시력검사에 오류가 있다면 수업 다 끝난 이후 보건실에 오면 다시 측정해 드리겠습니다."

"선생님께서 설명하시는 게 학생들 많이 몰려 있으니까 학교 보건실에서는 제대로 측정 못 해 오차 범위가 크다고 이야기하시는 건가요?"

어머님께서 화는 내지 않았으나, 일관적으로 차분하게 본인이 하고 싶은 말을 나에게 전달하였다. 그러나 전달받는 내용 속에서 부정적인 느낌이 많이 들었고 나는 내가 느끼는 부정적인 감정에 대해 회피하지 않고 직접적으로 표현하였다.

"어머님 제가 보건실 안에서 되게 한가하게 앉아 있으면서 시력검사도 제대로 안 하는 보건교사라고 단정 짓고 말씀하시는 것 같네요. 제가 느끼는 게 맞나요?"

"네?"

내가 직접적으로 표현하는 말에 어머님께서는 당황하셨다.

"어머님 저 아무리 바빠도 학생 처치 한 명 한 명 정성 들여서 하고, 시력검사도 마찬가지로 꼼꼼히 하려고 노력합니다. 어머님 1,000명 넘는 학생들 시력 검사를 한 명 한 명 해보신 경험은 있으실까요? 저는 시력검사 하는 주간에는 점심도 못 먹고 측정을 합니다. 다친 학생들은 다친 학생들 대로 보건실을 오고, 시력검사는 진행되고 있어요. 시력 검사하다가 아프다고 호소하는 학생 있으면 치료하고 다시 측정하고 이렇게 반복해서 밥 먹으러 가지도 못하는 경우도 많아요. 이런 다양한 상황들이 있는데 어머님께서 말씀하시는 표현을 들어 보니 저는 너무 섭섭합니다. 물론, 제가 실수로 잘 못 측정했을 수도 있고, 1,000명 넘는 학생 데이터 정리하면서 실수했을 수도 있겠죠. 그러면 다시 측정해 드려요. 저는 정말 매일매일 전쟁 같은 보건실 안에서 최선을 다하고 있습니다. 아픈 학생들은 아픈 학생대로, 거기다 정말로 응급상황 생기면 그날 다른 행정 처리는 아무것도 못 합니다."

"진짜 점심도 못 먹고 일하신다고요…?"

"네, 검진할 때 보건실 한번 오셔서 직접 눈으로 보시면 좋겠네요. 우리 학교가 학생 수 적은 학교도 아니고 하루에 기본 80명에서 100명은 보건실에 아픈 학생들 방문하는데 거기에 검진까지 하고 있으면 진짜 하루가 어떻게 지나가는지 모릅니다."

"믿기 어렵네요. 보건 선생님이 점심 못 먹고 일한다는 게…."

"점심을 먹지 않는 부분이 초점은 아니고, 제가 이 말씀을 드리는 건 제가 보건실 운영을 대충 하고 있지 않다는 점을 알려드리고 싶었습니다. 저는 항상 제가 할 수 있는 영역만큼 최선을 다해서 학생들이 보건실을 이용하는 데 만족할 수 있도록 노력합니다. 그런데 이런 부분에 대한 이해 없이, 어머님이 가지고 계신 보건교사에 대한 선입견으로 단정 지어 말씀하는 것처럼 느껴져 그 부분이 섭섭하여 말씀드렸습니다."

"저희 아이 사시가 있다고 학기 초에 보건 선생님이 보시는 건강조사서에서도 적어서 보냈었어요. 그 부분은 확인이 안 되었나요?"

"정리한 요보호자 명단에 사시 있다고 적어져 있긴 하네요. 제가 시력검사를 할 때, 학생이 사시가 있으니 시력 판에 초점이 맞을 때까지 기다렸어야 했는데 그렇지 못했나 봅니다. 시간적 여유를 두지 못하고 초점이 안 맞은 상태에서 숫자 읽기를 하고, 숫자 못 읽으니 그냥 넘어가면서 시력이 낮게 측정되었나 봅니다. 학생 혼자 방과 후에 오면 조용한 공간에서 천천히 진행하여 다시 측정하고, 결과 보내드리겠습니다."

"아니에요. 시력검사는 안과에서 받아서 다시 측정할 필요는 없을 것 같아요. 저희 아이 사시 있으니 그 부분 확인 후에 내년에는 잘 측정해 주세요."

"네, 사시 기록해 놓고 내년에는 잘 측정하겠습니다."

시력검사를 진행하고 그 결과를 개별 가정통신문을 보내고 나면, 종종 검사 결과가 잘못된 것 같다는 전화가 온다. 그럴 때면 다른 학생과 검사 결과가 혼돈되었을 수 있고, 검사 결과치를 옮겨서 작업하는 과정에서 잘못 입력했을 가능성, 시력검사의 경우 주변 소음으로 인해 학생이 읽는 숫자를 잘 못 인지해서 시력검사가 낮게 나왔을 가능성을 고려하여 보건실에서 다시 측정할 수 있다고 안내를 한다. 이렇게 대처하면 검사 결과에 대한 다양한 문제들은 재검사를 진행하여, 결과지를 다시 보내 주는 것으로 해결이 된다.

　지금도 가끔 보건교사는 할 일도 없는데 대충 일한다고 가정하고 이야기하는 느낌이 들 때가 많다. 보건교사라는 직업에 대한 이해도가 낮은 부분이 있고, 모든 사람은 본인이 하는 일이 아니면 크게 관심이 없다고 생각하면서도 답답할 때가 많다. 세상에 여러 가지 직종이 있는 이유는 각 직종만의 고유한 역할이 있기 때문이 아닐까?

　할 일이 없는데 만들어지는 직종은 없다. 할 일이 없다면 그 직종은 점차 사라지고 결국에는 없어질 것이기 때문이다. 모든 직업 종류는 필요성 때문에 만들어지고 유지된다. 보건교사라는 직업은 보건실에 오는 모든 학생을 의료적 판단으로 파악하고 구분하는 것으로 의료행위를 시작한다. 이러한 의료행위로 응급처치 후 신속하게 병원을 보내기도 하며, 보건교사의 간호 처치만으로도 교실 복귀가 가능한 학생들에게는 학생들이 건강하게 학교 교육과정을 밟을 수 있도록 간호 처치를 제공하는 것이 주된 업무이다. 보건교사는 학교 안에서 학생들이 건강하게 학교 교육과정을 받을 수 있도록 지원해 주기 위한 역할을 담당하고 있다.

3.

이지덤 이상한데 붙여 주셨네요?

학교 교육활동이 이루어지는 시간 동안 정신없이 학생들을 치료하며 보내고, 수업을 끝낸 학생들이 거의 다 돌아간 방과 후 시간.

보건실 전화벨 소리가 울린다.

"보건실이죠?"

"네, 초등학교 보건교사입니다."

"선생님, 아이 이마에 상처가 났는데요. 보건실에 갔다는데 상처 난 부위가 치료가 안 되어 있어서요."

"보건실에 다녀갔다고 하던가요? 제가 보건실에 오는 학생 수가 많아서 보건 처치 기록을 검색해 보고 이야기를 드려야 할 것 같습니다. 학생 몇 학년 몇 반 누구인가요?"

학부모님께서 학년과 이름을 말씀해 주셨다. 해당 학생을 보건 처치를 기록한 일지에서 검색해 보았다. 학생은 오전 11시쯤에 이마에 상처가 나서 왔었다. 애니클렌이라는 상처 소독제로 소독한 후 이지덤을 상처 부위에 붙여 주었다는 기록이 남아 있었다.

"어머님, 학생 11시 00분에 보건실 방문했던 것으로 기록되어 있고, 이마 상처 소독한 후에 이지덤 붙여서 처치한 것으로 기록되어 있습니다. 학생이 치료를 못 받았다고 하던가요?"

"치료는 받았다고 하는데, 이지덤 위치가 상처 난 곳은 이마 왼쪽 부분인데 오른쪽 이마에 붙여져 있어요. 아이 말로는 보건실에서 이렇게 붙여 주었다고 하는데, 왜 상처 난 곳에는 붙여져 있지 않고 괜찮은 곳에 붙여져 있는 건지요?"

"저는 아이 상처 부위에 이지덤 잘 붙여서 보내었습니다. 이지덤 위치가 바뀐 부분에 대해서 설명해 드리고 싶은데 설명을 해도 괜찮을까요?"

"네, 말씀해 주세요."

"보통 아이들이 뛰어놀면서 땀이 많이 나면 이지덤이 본인도 모르게 떨어져서 없어지기도 하고, 땀을 손으로 닦다 보면 이지덤이 움직여서 위치가 변하기도 할 거예요. 아마 아이가 이마에 땀이 나니 손으로 닦아내면서 이지덤 붙여 준 위치가 바뀌지 않았을까요?"

"그런 경우가 있을 수 있겠네요. 제가 아이한테 여러 번 물어보아도 같은 대답을 했어요. '정말 선생님이 이렇게 여기에 붙여줬어?'라고 물어봐도 그렇다고 이야기하길래 처음부터 보건 선생님이 이렇게 붙여 준 줄 알았고, 황당하고 의아해서 전화하긴 했습니다."

"어린 학생들은 본인이 보건실에서 치료받고 나왔다는 사실만 알고, 뛰어놀면서 이지덤이 떨어졌는지 그 위치가 바뀌어있는지 인지하지 못할 수 있습니다. 어린 학생들은 놀면서, 치료한 밴드가 떨어지거나 위치가 바뀌어있을 거라는 생각을 연결하지 못하는 경우가 있어요. 그래서 어머님이 아이에게 물어보았을 때, 상처가 없는 부위에 치료해 준 게 맞다고 했을 거예요. 보건 선생님이 치료해 준 건 맞는 부분이니까요.

이마 부위 상처라면 숨겨져 있는 것도 아니고 어디에 있는지 저도 잘 볼 수 있습니다. 드러나 있는 상처 부위에 맞게 치료하지, 상처가 없는 곳에 치료하지는 않습니다."

"네, 이지덤이 땀 때문에 이동했을 거라는 생각을 못 했네요."

보건실에는 처치나, 건강검진 결과와 관련된 문의 전화들이 많이 온다. 학교에 있는 전체 학생들이 이용하는 공간이고, 그에 따른 학부모님들의 문의 전화도 많이 오는 편이다. 그래서 학부모님들이 전화가 왔을 때, 기록을 보지 않으면 상담하기가 힘들다. 학생 수가 1,000명이 넘는 학교 보건실에서 일하다 보면, 학생들 이름과 얼굴도 기억하지 못한 채 치료만 하고 보내는 경우가 많다. 그래서 치료할 때마다 보건 기록지에 바로바로 기록해 두어야 학부모님 문의에 대한 응대가 즉각적으로 가능하다. 나중에 일과가 끝난 후 기록을 하려면 기억이 안 나는 학생이 너무 많고, 기록을 보지 않으면 학부모님들이 전화가 왔을 때 비슷한 증상의 학생들이 혼돈되어 상담하기가 힘들다.

초등학교 보건실을 운영하다 보니 맞벌이를 하지 않는 부모님들은 학생들이 학교가 끝나고 집으로 가면, 그날 바로 보건실에서 치료받았다는 사실을 어머니가 아는 경우가 많았다. 당일 다친 부분을 학생이 귀가하고 나면 바로 알고 보건실로 문의하였다. 이전에는 몰려드는 학생들을 처치하는 부분이 급하니 치료를 먼저 하고 나중에 기억을 되살려 기록을 해두는 경우가 많았다. 그러다 보면 기록이 빠지는 경우가 있었고, 이렇게 당일 다친 부분에 대해 학부모 문의가 들어오면 명확하게 대답하기 어려웠다. 그래서 간호 처치를 하고 나서 그때그때 기록을 작성하기 시작했다. 줄 서 있는 학생들이 좀 기다리더라도 이렇게 바로바로 기록을 작성하다 보니, 보건실에서 한 간호 처치를 원활하게 확인할 수 있었다. 그리고 언제 어느 때 예상치 못하게 문의가 들어와도 바로 확인할 수 있어 문의에 따른 답변을 수월하게 할 수 있었다.

4.

이건 화상이에요!
찰과상이 아니에요!

어린 학생과 어머니가 함께 보건실 문을 열고 들어온다. 어머님은 무엇인가 몹시 화가 나 있고, 격양된 목소리로 이야기하기 시작했다.

"선생님, 여기서 아이가 치료받았다는데, 팔에서 이렇게 진물이 나요. 이렇게 진물이 나는 상태인데, 밴드만 붙여 주고 보낸 거예요?"

화난 어머님 말씀에 화제 전환을 하기 위해 학생의 상처를 정성스럽게 살펴보았다. 다친 팔 상처 부위에는 얇은 이지덤이 붙어 있었고, 이지덤이 교환되지 않아 옆으로 진물이 흐르는 상태였다.

"어머님 이지덤은 언제 붙이셨어요?"

"어제 붙였어요. 왜요?"

"이지덤 붙이고 나서 이렇게 진물이 바깥으로 새어 나올 정도면, 다시 소독하고 갈아주셔야 해요."

아이의 팔에 있던 이지덤을 제거하고, 애니클렌이라는 소독제를 발랐다. 그 후 거즈로 진물을 닦아내며 상처치료를 진행하였다. 진물이 상처 주변에 눌어붙어 있어 처치 시간이 오래 걸렸다. 아이의 팔 상처를 치료하는 모습을 보면서 어머님께서 이야기하기 시작했다. 하고 싶은 말씀이 많으셨었던 것 같았다.

"이렇게 진물이 많이 나올 정도로 아이가 다쳤으면 이건 화상인 거 같은데 그냥 하얀 밴드만 붙여 주셨더라고요? 이렇게 면적도 넓은데요."

"화상은 아니고 놀다가 쓸린 찰과상입니다. 범위는 넓어 보이나 상처의 깊이는 깊지 않습니다. 학생들이 운동장에 뛰어놀다가 넘어지면 흔히 생기는 찰과상이며, 면적도 더 큰 학생들이 많이 있습니다."

"진물이 이렇게나 나오는데, 화상이 아니라뇨. 제가 다 알아보았는데요."

"이렇게 진물이 난 것은 상처 부위에 습윤 드레싱을 했기 때문이에요. 이지덤을 붙인 게 습윤 드레싱의 한 종류인데요. 이 습윤 드레싱을 하게 되면 건식 드레싱과는 달리 딱지를 형성하지 않고, 진물을 가둬둔 상태로 상처치유가 되게 도와줍니다. 그래서 진물이 나오는 거고, 이렇게 진물이 바깥으로 새게 되면 이지덤을 교체해 주셔야 합니다. 이렇게 주변으로 다 새어 나올 때까지 두는 것이 아니에요."

"뭐라고요? 습윤 드레싱요? 선생님께서 화상치료 제대로 안 한 것을, 제가 이지덤 잘못 붙인 탓으로 이야기하는 건가요?"

"일단, 진물을 더 많이 흡수할 수 있는 메디폼 제제로 바꿔드릴게요. 진물을 흡수하면서 습윤 환경을 만들 수 있게 만들어 주는 제품이에요. 이지덤의 상처치유 원리와 똑같은 제제입니다. 차이점은 이지덤은 얇고 메디폼은 두꺼워요. 이지덤처럼 얇은 제제보다 메디폼으로 된 두꺼운 제제로 붙여드리면 진물 흡수할 수 있는 흡수력이 더 좋아서 진물 새는 부분이 덜

할 거예요."

아이에게 팔 찰과상 부위에 메디폼을 적용하고, 메디폼은 접착력이 없기에 그 위에 하얀 면 반창고로 다시 고정해 주었다. 치료 과정을 지켜보던 어머님께서 갑자기 큰 소리로 이야기하였다.

"이렇게 저번에도 하얀 밴드로만 대충 치료해서 보내 준 거잖아요! 이게 어떻게 찰과상이에요. 화상이죠. 진물 많이 나면 화상이에요. 그리고 지금 제가 이지덤으로 해놓은 상처치료를 없애고 다시 밴드로 붙여 버리신 거예요?"

순간, 큰 소리에 깜짝 놀랐었고 보건실에 들어오려던 학생은 나중에 오겠다며 나갔다. 일단 아이 팔에 메디폼을 적용하여 상처치료를 마치고, '어머님이 무엇 때문에 화가 났을까?'를 고민해 보았다.

어머님은 아이 팔에 난 상처가 커 보였을 것이고, 팔에 난 상처를 밴드만 붙여 주고 보냈다고 이야기하는 것을 보아서는 보건실에서 특별한 처치를 원했던 것 같다. 그게 습윤 드레싱 제제인 이지덤을 붙이는 것이었을 것이고, 상처치료에는 이지덤이 가장 좋다는 생각을 가지고 계신 것 같았다. 그리고 습윤 드레싱 종류 제제에 대해서 잘 모르셨다. 메디폼이 이지덤보다 더 비싼 상품임에도 소리치시는 걸 보니 학생을 정성스럽게 치료한다는 부분을 설명할 필요가 있어 보였다. 아이의 상처가 화상인지, 찰과상인지가 중요 요점은 아니었다. 화상이 좀 더 심한 상처이니, 화상 상처처럼 정성스럽게 보아달라는 요청처럼 느껴졌다.

어머님에게 아이가 처음 보건실에 왔을 때도, 그리고 지금도 정성스럽게 치료받았음을 설명해 드리기 위해 보건실에 있는 습윤 드레싱 제제 종류와 화상 처치 시 사용하는 연고, 그리고 건식 드레싱에 사용하는 연고들과 크기별로 다른 밴드 종류들을 눈앞에 분류하고 정리하여 보여 드렸다.

"어머님께서 진물이 많이 나오니 화상이라고 느껴지신다면 그러실 수도 있겠어요. 이렇게 진물이 나는 상처에는 진물 흡수를 좀 더 잘 도와줄 수 있는 이지덤보다 가격이 더 비싸고, 이지덤이 두껍게 나온 종류인 메디폼 제제를 지금 사용했어요. 이게 진물이 많이 나오는 상처에 더 효과적이에요. 그리고 이 메디폼 종류는 접착력이 없으므로 위에 하얀색 멀티픽스라는 고정용 반창고로 고정해 드렸습니다."라고 설명하며 이지덤과 메디폼 제품을 보여 드렸다.

"아. 그런 거예요. 이 메디폼이라는 거는 약국에서도 살 수 있나요?"

"네 약국에서 살 수 있습니다."

"그럼 처음부터 이렇게 치료해 주시면 좋았을 것 같은데요. 우리 아이뿐만 아니라 학교 다른 학생들한테도요."

"상처가 난 부위 치료 방법에는 건식 드레싱 방법과 습식 드레싱 방법이 있습니다. 모든 상처를 다 습식 드레싱 방법으로 치료하지는 않습니다. 건식 드레싱 방법만으로도 흉터 없이 잘 아무는 상처들도 많아서 얼굴 상처가 아니라면, 건식 드레싱 방법으로 간호 처치를 주로 진행합니다. 그리고 이 이지덤이 무조건 다 좋은 것도 아닙니다. 사람마다 다르지만 이지덤 접착성분 때문에 부작용으로 피부 알레르기 반응이 나타나기도 합니다. 그런 학생에게는 오히려 건식 드레싱으로 상처 처치를 하는 것이 더 좋은 처치가 될 수 있습니다."

"설명 잘 들었습니다. 저희 아이는 이지덤 부작용은 없으니 신경 써 주시면 좋겠네요."

"네 신경 써 드리겠습니다. 그래도 이 이지덤이 단가가 비싸고 매일 100명 가까이 오는 보건실에서 제한된 예산으로 감당하기에는 어려운 부분이 있어서 이 부분은 어머님께서도 너그러운 마음으로 배려해 주시면, 감사하겠습니다."

"네, 오늘 잘 치료해 주셔서 감사합니다. 앞으로도 잘 부탁드리겠습니다." 보건실까지 직접 찾아와서 보건실 처치에 대해서 문의하는 경우는 드문 상황에 속한다. 이 상황에서는 전화로 설명할 때보다 보건실 치료 방향에 대해서 상처치료 제품들을 직접 보여 드리며 설명하니 대응이 수월했었다.

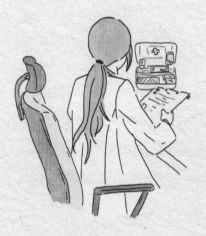

4장

'보건 업무 도움방'에서 공유되는 보건실 이모저모

1.

눈을 감으면 거미줄이 보여요!

✚

문의　선생님들 안녕하세요! 초등학교인데 저학년 학생이 어제와 오늘 내내 보건실을 찾아왔습니다. 눈을 감으면 거미줄 같은 것과 함께 빛이 보인다고 찾아왔는데 이 부분은 무엇일까요? 일단, 학생에게 부모님께 말씀드리고 불편하면 병원 가보라고 안내했습니다.

답변　선생님 눈꺼풀에 혈관 보이는 것을 초등학교 저학년 학생이니, 거미줄처럼 보인다고 표현하고, 눈에 이상이 있는 것처럼 표현한 부분일 수도 있습니다. 밝은 곳에서 눈 감으면 눈꺼풀이 빛을 다 차단하지 못하니, 눈을 감아도 빛이 보이고 눈꺼풀에 혈관이 분포된 부분이 거미줄처럼 보이니 그 부분을 표현한 게 아닐까 생각해 봅니다. 그래도 저희가 의사는 아니니 이 외에도 불편감이 느껴지는 부분이 있으면, 병원에서 검진받아 보도록 안내하는 것이 좋습니다.

초등학교 저학년 학생들은 본인들이 생각하기에 무언가 이상하고 처음 느끼는 감각을 표현하는 경우가 많습니다. 이 부분이 정상적인 신체적인 반응이라도 비정상적으로 느끼고 표현하는 경우가 있습니다. 이때 학생들은 본인이 느끼는 부분을 최대한 표현하려고 노력합니다. 이러한 표현들이 의료인의 관점에서 듣기에는 정상적인 신체 반응일 거라는 생각을 가지기 힘든 부분이 있습니다. 그래서 정상이라고 판단하기보다는 어떠한 질환이 있을지 먼저 의심하게 됩니다. 보건실에 오는 학생 대부분 건강 문제를 호소하기 때문에, 학생이 표현하는 모든 부분을 질환의 가능성과 연관시킵니다. 이런 부분이 잘못된 부분은 아닙니다. 위와 같은 상황에서는 질환으로 의심되는 특이한 증상인 시력 변화, 시야결손 등이 없다면 학생의 눈높이에서 보는 시각이 필요합니다. 저는 초등학교 저학년 학생들의 불편한 표현을 자세히 들여다보면서, 정상적인 신체의 반응을 표현하는 경우를 염두에 두는 편입니다. 정상적인 신체 반응을 어떻게 표현하고 있는 것일까? 초등학교 저학년 학생의 눈높이에서 생각해 보면 종종 해답이 나올 때가 있습니다.

그중 하나의 경험을 추가로 이야기해 보자면, 한 학생이 귀를 막으면 둥둥둥 거리는 북소리와 지글지글하는 바람 소리 같은 것이 들린다는 표현을 한 경우가 있었습니다. 그래서 이게 귀의 벌레와 같은 이물질이 들어가서 나타나는 증상호소인가 고민도 해보고 다른 귀의 질환인가 고민을 했었던 적이 있습니다. 그래서 일단 학부모님에게 학생이 표현하는 증상들을 설명하고 병원을 방문하여 검사받아 볼 수 있도록 안내하였습니다. 병원에서는 이상이 없고 정상이라는 판단을 받고 왔었습니다. 이러한 경험이 있고 난 후, 제가 직접 귀를 막고 들어 보니 외부 소리가 차단되었고,

신체 내부에서 발생하는 소리가 정상적으로 들린다는 사실을 알게 되었습니다. 둥둥거리는 북소리는 심장이 뛰는 소리를 의미하는 것 같았고, 지글지글하는 바람 소리도 귀를 막게 되면서 귀 안의 공기 순환이 되지 않으니 들리게 되는 정상적인 소리라는 사실도 알게 되었던 경험이었습니다. 그래서 학생에게 이러한 정상적인 부분에 대한 가능성도 설명하고, 그래도 만약의 가능성을 대비하여 불편감이 지속된다면 부모님께 이야기하여 병원 검진을 받아 볼 수 있도록 안내하는 것이 좋습니다.

2.

외로워서 자꾸 찾아오는
학생 이야기

선생님들 안녕하세요. 보건실에 자주 오는 단골손님이 있는데요, 아파서 오는 게 아니라 외로워서 옵니다. 돌려 이야기하면서 "아픈 사람들만 오는 데인데….'라고 이야기를 해도 매번 "아파요."라고 와서 거의 온종일 놀다 갑니다. 재잘재잘하고 싶은 얘기 다 하고 갑니다. 쉬는 시간, 점심시간마다 찾아오고, 돌봄교실에 가 있을 때도 반 정도는 보건실에 있습니다. "다음 주에도 올게요." 이러고 가는 학생입니다. 저는 순회 보건교사이기도 하고 해당 학교는 일주일에 하루 옵니다. 오게 되면, 쌓여 있는 행정업무 처리해야 하는 부분이 너무 많은데, 학생과 대화하면서 매번 함께 있기가 힘들 때가 많습니다. 이렇게 외로워서 자꾸 찾아오는 학생 어떻게 대처해야 할까요?

답변　저라면, 학생에게 그냥 저의 상황을 진지하게 설명합니다.

"선생님도 은우(가명)랑 같이 대화도 하고 싶고, 얘기도 나누면 정말 즐겁고 좋은데, 선생님이 여기를 일주일에 한 번만 와서 일하다 보니 일이 많이 쌓여있단다. 은우랑 대화를 해줄 시간이 부족해서 선생님도 마음이 아파. 은우가 보건실에 와도 선생님에게 엄청나게 많은 일이 쌓여있어서 이걸 처리해야 해요.

보건실에 와도 좋은데, 선생님이 은우랑 대화하기는 조금 힘들 것 같아요. 왜냐하면, 은우랑 대화를 하게 되면 일에 집중이 잘 안되기 때문이에요.

보건실에서 조용히 앉아서 색종이 접기를 하거나, 컬러링 북을 하거나 그렇게 쉬는 시간에 있다가 갈 수는 있을 것 같아. 그런데 선생님이 은우의 이야기를 귀 기울여 듣고 대답해 주기는 힘들 것 같아요.

선생님도 은우 말고 다른 학생들의 건강관리를 위해서 해야 할 일, 컴퓨터로 처리해야 하는 일들이 많아서 은우가 선생님을 조금 이해해 줬으면 좋겠어요." 이런 식으로 저의 상황을 받아들일 수 있도록 학생의 반응을 보며 설명합니다.

'선생님이 일해야 해서 이야기에 집중할 수 없어 미안하다. 보건실에 있어도 된다. 하지만, 선생님이 대화에 집중할 수 없어서 대답을 못 해준다. 이 부분에 대해서는 이해를 해주면 좋겠다.' 이런 방향으로 말합니다. 여기에서 중요한 건 학생이 보건실에 오는 부분은 제한하지 않습니다. 다만, 학생이 보건실에 와도 보건 선생님은 학생이 대화하려고 하는 부분에 대해서는 응답하지 않습니다. 학생 스스로 혼자 보건실에서 혼자 할 수 있는 활동을 하도록 합니다. 학생이 있어도 선생님께서 선생님의 할 일을 하고 있다면, 보건 선생님과 함께 이야기를 나눌 수가 없으니 나중에는 자연스럽게 본인 친구들과 놀게 됩니다. 그러면서 점차적으로 보건실을 오지 않게 됩니다. 1가지 팁을 드리자면, 그 학생이 보건실에 와서 조용히 앉아서 컬러링 북이나 색종이 접기 같은 걸 할 때는 열심히 일하고 있다는 의미를 전달해 줍니다. 그중에 한 방법으로 컴퓨터 타자 소리를 평소 일할 때보다 크게 내면서 업무를 합니다. 이 부분은 저의 개인적인 성향이 담긴 대처 방법임으로 정답은 아닙니다. 학교 내에 담임선생님, 부장선생님에게도 다른 방법이 있는지 함께 고민하고 상의해 보면 좋습니다. 다른 보건 선생님들의 경험도 참고해 보신 후, 선생님만의 대처 방법을 찾아가시길 바랍니다.

두 번째 문의

친구 관계가 어려워서 보건실에 자주 오던 여학생 한 명이 며칠 전부터 다른 친구들과 함께 보건실에 여러 명이 함께 자주 옵니다. 특별히 보건실을 이용할 아픈 증상이 있는 것도 아닌데요. 이럴 때는 보건실 오는 것을 제지해야 하나요? 아니면 어떻게 해야 하나요?

답변 친구 관계에 문제가 있었던 학생이 같이 오는 것이라면, 담임선생님 또는 상담 선생님에게 말씀드려 논의를 먼저 해보시는 게 좋습니다. 친구 관계가 어려웠다가 지금은 무리를 지어서 다 함께 보건실에 오는데,

그사이에 학교생활에 있어서 어떠한 변화가 있었는지에 대해 먼저 확인을 해봅니다. 그 이후 학생과 신뢰감을 형성하여 긴 이야기를 해보면 좋습니다. 그런데 여기에서 학생들 한 명씩 보건실에서 치료받거나 마음속에 있는 이야기를 털어놓는 상황이 아닌데, 친구들이 무리를 지어서 보건실을 방문한다면 제지할 필요는 있습니다. 이러한 부분이 다른 아픈 학생들의 치료를 방해하는 상황이 될 수 있기 때문입니다. 이렇게 제지가 필요할 때는 단호하게 제지를 합니다. 보건실 운영규칙을 인쇄하여 그 학생들에게 눈으로 보게 하고, 규칙을 지킬 수 있도록 안내합니다. 그리고 이렇게 안내한 이후에도 이유 없이 무리를 지어서 온다면, 보건실 밖에서 대기 할 수 있도록 하고 한 명씩 필요한 간호 처치나 건강상담을 진행하고 교실로 갈 수 있도록 합니다.

보건실에는 처치 받는 것 이외에 교직원이든 학생이든 이유 없이 오지 않도록 하는 것이 좋습니다. 왜냐하면, 보건실에서 침상 이용을 통해 증상 변화를 관찰하고 있거나, 치료받는 학생들을 중점으로 보건실 이용을 원활하게 할 수 있는 환경을 만들어 주어야 하기 때문입니다. 보건실은 보건실을 이용해야 하는 보건실 이용자를 중심으로 운영해야 합니다. 그러나 융통성 있게 보건실을 운영할 필요성도 있기에 각자 보건실 운영의 기준과 방향성을 정하고 그에 따라 운영하면 좋습니다.

저는 때에 따라, 학생이 보건실에 있고 싶은 경우(주로 같이 어울릴 친구가 없는 친구 문제) 조용히 보건실 안에 있는 건강상담실에 있는 조건으로 보건실을 이용 할 수 있게 해줍니다. 이때에는 침상 이용은 안 하는 것을 원칙으로 하는 선생님도 있고, 보건실에서 상담 시간을 마련하여 학생과 소통하는 보건 선생님도 있긴 합니다. 이럴 때는 학교에서 만나는 보건 선생님으로의 역할뿐만 아니라 친한 어른으로서, 선배로서 인생 경험담을 주고받기도 합니다. 이 부분은 학교 규모에 따라, 하루에 보건실 이용자 수에 따라 운영 방식은 달라집니다. 과대 학급이라면 보건실 이용자 수가 100명이 넘을 때도 있을 테니 학생들과 이야기할 틈도 없을 것으로 생각합니다. 선생님의 상황에 맞게, 보건실 운영 원칙을 정하시고 적용하여 운영하시길 바랍니다.

3.

보건실은 만물상?

✚

1) 보건실에 치약 칫솔도 갖춰 놓아야 하나요? 학교에 매점이 없어 학생들이 간간이 찾습니다. 칫솔까지 챙겨줄 수 없다고 이야기하면, 학생들이 아쉬워하고 실망하면서 가는 모습에 챙겨줘야 하는 건가 생각해 보았습니다.

2) 보건실에서 여벌 옷과 속옷을 찾는 경우가 있습니다. 초등학교의 경우 초경으로 생리혈이 묻은 학생들, 저학년 중 소변과 대변 실수하는 학생들이 있어, 보건실에서 여벌 옷과 속옷을 찾는 경우가 종종 있습니다.

답변 보건실에서 다양한 물건들을 찾죠. 모기 살충제도 찾고, 전기 모기채도 찾고, 여벌 속옷도 찾고, 여벌 바지도 찾고, 드라이기도 찾고, 면봉도 찾고, 이쑤시개도 찾고, 성냥도 찾고, 생리대도 찾고, 다양한 약품 등 학생들이나 교직원이 생각하기에 보건실에 있을 것 같은 물품들을 보건실에서 찾습니다. '보건'이라는 단어의 개념 영역이 넓어서 그런지 보건실은 만물상처럼 다양한 물품이 있을 거라는 생각이 있는 것 같습니다.

학생들과 교직원들은 '보건실에 있지 않을까?' 하는 단순한 생각으로 오는 것이기 때문에 보건실에서 가지고 있는 약품과 면봉 등은 있으면 제공해 줄 수 있으나, 없는 물품을 별도로 구비하면서까지 줄 필요는 없습니다. 학생들도 교직원도 보건실에 와서 이것저것 필요한 물품들이 있는지 많이 물어보는데 그 다양한 물품들을 모두 구매하여 제공해 주는 것은 불가능합니다. 보건실이 생활에 필요한 모든 물건을 갖추어 두는 만물상은 아니기 때문입니다.

학교는 학교에 책정된 예산으로 학교에서 사용하는 모든 물품을 갖춥니다. 치약과 칫솔, 여벌 옷과 속옷 부분을 구매하는 부분은 보건실 운영과 관련된 부분이 아닙니다. 본인이 스스로 가지고 다니면서 양치를 하는 칫솔과 치약, 속옷과 옷은 개별적인 물품이며 교육활동과 관련성이 적은 물품이기에 구매하실 때는 예산 부분에 있어서 고려해야 할 부분도 있습니다. 칫솔과 치약이 꼭 필요하다면 보건교육 활동 중 구강 교육을 진행하는데 활용하겠다는 내부 계획서라든지 품의 내용이 필요하기도 합니다. 여벌 옷과 속옷에 대한 부분도 마찬가지입니다. 따라서 칫솔과 치약은 본인 스스로 잘 챙기고 다닐 수 있도록 안내를 하는 편입니다.

여벌 옷과 속옷은 초등학교 저학년 학생이 옷에 실수했을 때 필요하게 됩니다. 이때에는 보통 가정에 연락해서 가지고 오도록 하거나 담임선생님과 이야기하여 학생이 집으로 외출하여 갈아입고 오도록 합니다. 보통 초등 1학년은 평소에 담임선생님들께서 생활 습관 교정 교육을 합니다. 그리고 담임선생님에 따라 다르지만, 등교할 때 여벌 속옷과 바지 챙길 수 있도록 보호자에게 안내하는 때도 있습니다.

초등학교 고학년 여학생이나 중학교 여학생은 초경 시 여벌 속옷이 필요한 경우도 생깁니다. 저는 이러한 경우를 대비하여 생리대 예산에서 팬티형으로 된 입는 생리대를 한 묶음 정도는 갖춰 둡니다.

보건실에서 학생과 교직원이 요구하는 다양한 물품들을 모두 챙겨드릴 수는 없습니다. 학생이나 교직원이 보건실에 없는 것을 요구하면 '보건실에는 없는데 어떻게 하죠? 다른 데서 빌리거나 구해 볼 수 있는 데는 없을까요? 보건실에는 없네요.' 하고 이야기를 하는 편입니다.

아마 학생들은 본인이 필요한 물건이 있을 때 보건실 말고 있을 만한 곳 여기저기 물어보고 다닐 것입니다. 담임선생님, 교무실, 행정실 등에 가서 물어보는 경우도 많을 것입니다. 필요한 물건을 당장 사용하고 싶은데, 없으니 그 순간 실망하는 표정이 나올 수는 있습니다. 그러나 그 부분을 다 기억하지도 못하고, 나중에 더 속상해하거나 불평불만을 하지는 않습니다. 그 순간에는 섭섭할 수 있지만, 사람들은 이런 부분까지 깊게 생각하지 않습니다. 나중에는 다 잊어버리니 보건실에 없는 물건은 마음 편히 없다고 해도 괜찮습니다. 적당한 배려는 필요하나, 너무 남을 의식해서 과도한 배려는 하지 않아도 된다고 생각합니다. 할 수 있는 선에서 도움을 주는 것만으로도 충분하지 않을까요?

4.

학부모에게 하는
보건실 이용 안내?

✚

문의 안녕하세요. 학부모 설명회 때 보건실 이용 안내 및 학부모 연수에 대해서 단상에 나가 학부모님들에게 설명해달라는 요청을 받았습니다. 인쇄물로 연수 자료가 나갈 예정이라 연수는 간단하게 읽으려고 합니다. 그런데, 보건실 이용 안내에 대해서 뭘 어떻게 말씀드려야 할지 막막합니다. 어떤 부분들에 대해 말하면 좋을지, 팁이 있을까요?

답변 학부모님들께서 직접 보건실을 이용할 부분은 아니니 보건실 운영의 세세한 규칙을 알리기보다는 학교 안에서의 보건실이 어떤 기능을 하고, 보건교사는 어떤 역할을 하는지 설명해 주시면 좋겠습니다.

학부모님에게 전달해야 할 안내 설명을 정리해 보면, "보건실은 응급의료에 있어서는 응급 후송 전 단계로써, 보건실은 응급 후송 전 처치를 시행하는 학교의 한 부분입니다. 따라서 학교 안 보건실의 기능은 병원이 하는 진단과 전문적인 치료를 하는 곳이 아닌, 응급으로 후송해야 할 사항인가를 의료인의 시각에서 판단하고, 응급 후송자 응급처치를 시행하는 곳입니다. 여기에서 보건교사가 하는 역할은 보건실에 오는 모든 학생을 의료인의 시각으로 판단하여 적절한 대처를 진행합니다.

일단 첫 번째로는 응급 후송인가 아닌가를 판단하며, 두 번째로는 감염병 여부를 판단하게 됩니다. 세 번째로는 응급상황이나 감염병 상황은 아니나 병원 진료가 필요한 상황인지를 판단하게 되며, 마지막으로 보건실에서의 간호 처치만으로도 교실 복귀가 가능한지를 판단하게 됩니다. 이렇게 보건실에 오는 모든 학생을 이 4가지 기준으로 구분하고 판단합니다. 그리고 보건교사의 간호 처치만으로도 교실 복귀가 가능한 학생에 대해서는 각자의 증상호소에 맞게 알맞은 처치를 진행할 수 있도록 하여 학생들이 건강하게 학교 교육과정을 받을 수 있도록 노력하겠습니다."

이런 방향으로 설명할 수 있도록 정리해 보면 좋겠습니다.

5.

보건교사도
출장과 조퇴가 필요해

✚

문의 안녕하세요. 보건교사도 업무로 인한 출장이 있고, 병원 진료를 위한 조퇴를 하게 되는 경우가 있는데요. 그럴 때마다 학교 전체 교직원들에게 보건교사 출장 및 조퇴한다고 학교 내 메신저로 안내를 해야 하나요?

답변 학교에서 종종 방과 후에도 응급대처 상황이 많이 발생하는 경우, 보건교사의 기본적인 출장과 조퇴가 제약받는 일이 많기는 합니다. 학교 내 응급의료를 담당하는 보건교사도 업무에 종사하는 업무종사자 중의 한 사람입니다. 업무종사자는 본인의 기본적인 직무수행 중에 본인의 직무를 위한 권리를 보장받을 수 있습니다. 그리고 생리와 안전을 위한 행위도 보장받습니다. 의료기관에서는 여러 명의 의료진이 팀을 이루어 24시간 공백없이 의료현장을 지킵니다. 그러나 대부분의 학교는 한 명의 보건교사가 배치되어 있고, 복수의 보건교사가 배치된다고 하더라도 의료기관처럼 시간적 공백없이 운영되기는 불가능합니다. 그런데 이렇게 '최소'한으로 배치된 의료인에게 여러 명이 팀을 이루어 시간의 공백없이 담당하는 의료기관처럼 '최선'의 조치인 완벽한 조치를 요구하는 것은 어찌 보면 보건교사 한 명이 감당하기 힘든 요구입니다. 저는 이러한 부분을 조금이라도 학교 선생님들께서 이해해 주길 바라는 마음이 있습니다. 그래서 학기 초에 첫 조퇴나 출장을 가게 될 때 긴 장문의 안내 글을 학교 전체 교직원에게 메신저로 보냅니다. 긴 장문의 안내 글은 1년에 한 번이나 2학기 때 교직원 변동(특히, 교장과 교감 등 관리자 변동)이 있는 경우에는 2학기 때도 보냅니다. 그래서 한 해에 1회, 많으면 2회 정도 보건교사 출장 시 누구나 즉각적으로 해야 하는 응급처치의 중요성에 대해 안내를 합니다. 그 이외에는 보건교사의 부재를 알리기 위해, 간단하게 '보건실은 보건교사의 출장 및 조퇴로 몇 시 ~ 몇 시까지 보건실 운영은 하지 않습니다.'라는 안내를 조퇴와 출장 시마다 보냅니다. 이렇게 보건실 부재를 안내하는 이유는 보건교사가 없어 보건실 운영을 하지 않는다. 그러므로 보건실이 운영되지 않을 때는 누구나 할 수 있는 선에서의 응급처치를 할 수 있도록 보건교사가 부재한 시간을 안내하는 것입니다.

학기 초에 첫 조퇴나 출장 시 보내게 되는 긴 장문의 안내 글은 다음과 같습니다. 이 부분은 개인의 경험으로 '학교 내 유일한 의료인인 보건교사가 없는 상황에서, 학생들의 최소한의 응급의료 권리가 보장되는 방안은 무엇일까?'에 대한 고민에서 나온 안내문입니다.

보건교사 출장, 조퇴 시 안내

○○월 ○○일 보건교사 출장으로 보건실이 비어있습니다. 학교 교육과정 운영에 참고 바랍니다.

'보건교사 부재 시 학교 내 응급처치 안내' 사항을 첨부파일로 공유합니다. 이 부분을 학교 교직원 모두 확인하시고, 응급상황이 발생하였을 경우 각자가 알고 있는 지식 선에서 응급처치해 주신 후, 의료인의 의료적 판단이 필요하다면, 빠른 병원 이송으로 의료인이 있는 곳에서 치료받을 수 있도록 하는 것이 학생들에게 가장 안전합니다.

저는 보건교사 출장이나 조퇴 시 보건실 대체자를 지정하는 교육부 매뉴얼 부분이 잘못되었다고 생각하는 보건교사 중의 한 사람으로서, 우리 학교는 보건교사가 부재할 때는 보건실 대체자를 지정하지 않고 보건실 문을 닫습니다.

그 이유는 보건교사(의료인)가 없는 상황에서 학교에서 빠른 병원 이송을 하지 않고, 보건실 대체자를 지정하여 의료인을 대체하게 하고 의료인 판단이 들어가지 않은 처치를 하는 것이 학생들 안전에 가장 위험하기 때문입니다. 보건실 대체자를 지정하는 것은 의료인이 없는 병원에서, 원무과나 총무과 등의 직원이 의료인을 대신해서 병원 진료를 보는 것과 같습니다. 병원에 의사가 없으면 병원 문을 닫고 그 환자는 의사가 있는 다른 병원에 갈 수 있도록 해야 합니다.

우리 곁에 늘 24시간 의료인이 있는 것은 아니므로, 응급처치는 누구나 본인이 알고 있는 지식 선에서 최선을 다해 처치해야 합니다. 그래서 학교 내 보건교사가 부재할 때는 각자가 알고 있는 지식 선에서 응급대처 후, 빠른 병원 이송이 학생들에게는 가장 안전합니다.

평소에 항상 24시간 의료인이 우리 곁에 있는 것이 아니므로, 의료인이 있을 때는 의료적 판단이 들어간 의료행위 및 응급처치를 받을 수 있도록 보건실에 오도록 하고, 응급처치는 누구나 즉각적으로 해야 하는 부분임으로 의료인이 없을 때는 각자가 알고 있는 지식 선에서 응급처치 후 의료인의 판단이 필요하다면 빠른 병원 이송을 합니다.

따라서, 보건교사는 평소에 학생들과 교직원들에게 올바른 응급처치 방법을 교육하여 평소에 의료인이 없을 때는 스스로 효과적인 응급처치를 할 수 있도록 그 발판을 마련해 주고, 의료인인 보건교사가 있을 때는 의료적 판단이 들어간 응급의료 처치를 받을 수 있도록 보건실을 운영합니다.

학교 보건실의 기능

학교 보건실은 응급의료에 있어서는 응급 후송 전 단계로써, 보건실은 응급 후송 전 처치를 시행하는 학교의 한 부분입니다. 학교 안 보건실의 기능은 병원이 하는 진단과 전문적인 처치를 하는 곳이 아닌, 응급 후송을 해야 할 사항인가를 의료인의 시각에서 판단하고, 응급 후송자 응급처치를 시행하는 곳입니다.

보건교사의 역할

보건교사는 보건실에 오는 모든 보건실 이용자들을 4가지 기준으로 구분하는 의료적 판단을 하게 되고 그에 따른 적절한 대처를 진행하게 됩니다. 이 모든 일련의 과정을 보건교사가 진행하는 의료행위로 정의합니다.

보건실 이용자를 구분하는 기준

1) 119 후송 여부 판단

2) 감염병 여부 판단

3) 119 후송 응급상황과 감염병 상황은 아니나 병원 진료가 필요한 상황 여부 판단

4) 보건실에서 간호 처치만으로도 교실 복귀가 가능한지 판단

보건실에 오는 모든 학생을 위의 4가지 기준으로 구분하고 판단하는 것이 의료적 판단이 들어간 의료행위이자, 학교 안에서는 보건교사만이 할 수 있는 전문적인 역할입니다. 이러한 보건교사의 역할에 따라, 보건교사의 간호 처치만으로도 교실 복귀가 가능한 학생에 대해서는 각자의 증상호소에 맞게 알맞은 간호 처치를 진행하도록 하여 학생들이 건강하게 학교 교육과정을 받을 수 있도록 하는 곳이 학교 보건실입니다.

위와 같은 전반적인 학교 보건실의 기능과 보건교사의 역할을 정리한 부분의 장문의 메신저를 보내고, 주요한 응급처치를 간략하게 적은 내용과 함께 학교 주변의 의료기관의 진료과목, 전화번호, 주소를 정리한 첨부파일을 함께 보내는 편입니다. 저의 개인적인 경험에서 나온 부분이고 보건실 운영에서의 정해진 답은 없습니다. 이러한 방법으로 안내하는 보건교사도 있구나 하고 보아주시면 좋겠습니다.

6.

두통이 아니라
모야모야병이었다니!

✚

    주변 보건 선생님들과 모여서 이야기를 하다 보면 다양한 학생 사례를 공유할 수 있다. 그중에서 기억에 남았던 사례를 하나 이야기해 보고자 한다. 한 학생이 머리가 아프다며 자주 찾아와서 보건실에 누워있는 학생이 있었다. 초등학교 1학년 학생이었고, 처음 학교에 오니 학교 적응이 어려워서 보건실에 오나 보다 생각하였다고 한다. 그래서 그 학생이 오면 침상 안정을 할 수 있도록 배려해 주던 어느 날, 학생이 두통을 호소하면서 울렁거린다고 표현을 하였다. 구토하지는 않았지만, 머리가 아프면서 매스꺼운 증상을 호소한다는 게 마음에 걸려서 학생에게 평소에도 머리 아플 때마다 울렁거린 적이 몇 번이나 있었는지 자세히 물어보게 되었다고 한다. 학생은 머리가 아플 때마다 울렁거렸었다고 표현을 했고, 이러한 부분이 단순 두통은 아닐 수도 있다는 부분을 고려하여 어머님께 연락하였다고 한다. 평소에 학생이 두통을 호소하는 일이 많은지, 그럴 때마다 구토한 적은 없는지, 다른 신체 부위에 힘이 빠지는 증상은 없었는지 물어보았고 어머님께서는 아이가 그냥 머리가 아프다고 하면 누워서 쉴 수 있도록 하고 지켜보았다고 하였다. 이러한 부분들이 단순히 스트레스성인 긴장성 두통일 수도 있지만, 두통과 함께 매스꺼운 증상이 자주 있다면 정밀검사를 한번 받아보시는 것이 좋겠다고 권유하고 전화 통화를 마무리하였다고 한다. 이후, 한 달쯤이 지났을 시점에 어머님께서 보건 선생님께 감사하다며 연락이 왔다고 하였다. 학생은 모야모야병을 진단받았고, 아직 어려서 수술은 이르니 경과 관찰하면서 필요할 때 수술하기로 이야기하였다고 한다.

이 이야기를 전해 들으면서, 학생의 호소와 증상들을 민감도 있게 살펴야겠다는 생각이 들었다. 우리가 진단을 내릴 수는 없지만, 무엇인가 증상이 모호하고 이상하다면 병원을 가볼 수 있도록 안내하는 의료적 판단이 정말 중요하다는 생각이 들었다.

스트레스 상황이 와서 자율신경계가 항진되면 복통, 두통을 복합적으로 호소하는 때도 많아서, 두통을 호소할 때 울렁거림을 같이 호소한다고 해서 반드시 뇌혈관질환이 동반되는 것은 아니다. 그래도 이러한 부분들이 일회성이 아니라 여러 차례 반복이 된다면, 정밀검사는 받아 볼 수 있도록 권유를 해보아야겠다고 생각하게 되었다.

모야모야병의 증상

1) 소아의 경우에는 주로 뇌혈관이 좁아지면서 일시적으로 뇌 기능 장애가 나타 나는데, 주로 울거나 감정이 격해졌을 때 호흡이 가빠지면서 뇌혈관 폐색이 심 해지면, 순간적으로 한쪽 팔다리에 힘이 빠지는 증상이 나타난다. 증상은 수 분 정도 지속되며 저절로 회복된다.

2) 풍선이나 리코더를 불다가 숨이 가빠지면서 발생하거나 라면같이 뜨거운 음식 을 먹으며 후후 불다가 팔다리에 힘이 빠지는 증상이 발생하기도 한다.

3) 두통도 흔한 증상이며 주로 아침에 일어날 때 학교 가기 전에 호소하며 구역 감, 구토를 동반하기도 한다. 학교에 가지 않고 한두 시간 더 자거나 쉬면 호전 되는 양상을 보인다.

7.

성장판 손상,
학부모와 어떻게 소통해야 하나요?

+

문의 선생님, 오늘 아침 교무실에 전화가 왔다고 합니다. 지난주 금요일 학생이 학교에서 다쳐 병원에 가니 성장판 손상이 있어 반깁스를 장시간 해야 한다고 합니다. 아이가 그렇게 될 동안 보건, 담임은 무엇을 했는지, 학교 관리가 소홀한 것은 아닌지 교장, 교감, 담임, 보건을 만나고 싶다고 학부모님께서 오후에 찾아오신다고 합니다.

보건 기록지를 보니 타벡스겔(타박상 시 피부에 바르는 겔 종류 약)만 적혀있습니다. 상황은 자세히 기억나지 않으나 2교시 중간 놀이 시간이라 학생들이 줄을 서 있고 바빠 자세히 적지 못하고 단순 염좌라 생각되어(제 기억엔 부종, 심각 통증 등 없었습니다.) 파스(타벡스겔)를 발라주고 병원 안내까지만 하였던 걸로 기억납니다.

학부모님이 오시면 어떻게 말씀드려야 할까요? 법적으로 제 책임이 있는 걸까요?

답변 잘 대처한 부분이고, 법적인 책임은 없습니다. 보건실은 의료기관이 아니므로 검사를 할 수 있는 장비들이 없어요. 우리는 학생이 표현하는 증상과 보건교사들이 눈으로 확인할 수 있는 부분, 장비 없이 할 수 있는 신체검진으로만 평가를 하고 판단을 내려야 합니다. 그래서 성장판 손상과 같은 부분은 감별해 낼 수 없습니다. 학교 보건실은 의료기관에서 진행하는 진단을 하는 곳은 아니며, 보건교사의 의료적 판단으로 이러한 증상들이 있을 때 나타날 수 있는 다양한 '가능성'을 두고 간호 처치를 합니다. 그리고 병원의 진단적 치료가 필요하다고 판단되면 병원을 안내하는 부분이어서 선생님께서 잘못 대처하신 부분은 없어 보입니다.

이런 상황에서 학부모님께서 학교로 찾아오면 일단 '학생 현재 상태는 어떤지? 학생이 많이 아파하는지?' 등 학생 상태를 먼저 확인해 보는 질문을 하고 자녀가 아파 속상한 마음에 먼저 공감을 해드리면 좋습니다. 그 이후, 해당 학생이 보건실에서 간호 처치를 받은 상황을 다음과 같이 차분히 설명해 드립니다.

"학생이 보건실에 왔을 당시 부종은 없었습니다. 그리고 저는 학생의 통증을 표정으로 확인하는 통증 사정 척도를 활용하는데, 표정 척도로 통증의 강도를 평가했을 때 10점 만점에 5점 이하로 판단되었습니다. 학생이 보건실을 방문했을 당시에는 심각한 통증은 없는 상태였습니다. 이럴 때 보통 바르는 파스 도포 또는 얼음찜질 후에 증상 호전이 있으면 그대로 학교 교육과정을 받습니다. 그리고 간호 처치 후에도 증상 호전이 없고 통증이 악화된다고 느낀다면, 보건실로 다시 올 수 있도록 안내를 합니다. 해당 학생은 타박상으로 다친 직후, 1회 보건실을 방문하였고 그때에는 특별한 부종과 관절 범위에 이상이 없어 타박상의 가능성을 염두에 두어 처치하고 아프면 다시 올 수 있도록 이야기하여 학생을 돌려보냈습니다. 그 이후에 학생은 보건실에 방문한 기록이 없습니다."라고 일차적으로 말씀드립니다. 여기서 중점을 두는 부분은 학생이 다친 직후 상태를 의료인으로서 관찰하고 판단하는 과정을 세세하게 전달하는 것입니다. 그래서 통증 척도 부분이나 필요하다면 관절 가동범위(ROM) 부분도 정상이었다고 상세하게 설명하면 좋습니다. 또한 학생이 다친 직후 보건실을 처음 방문했을 때의 증상은 경미할 수 있고, 시간이 지남에 따라 증상이 변화될 수 있다. 시간이 지남에 따라 증상이 변화한다면, 그에 따른 보건교사의 대처도 달라질 수 있음을 다음과 같이 설명하면 좋습니다.

"만약에 보건실에서 간호 처치를 받은 후에도 증상이 나아지지 않아 학생이 보건실에 다시 온다면, 학생의 상태를 재평가하게 됩니다. 재평가 결과에 따라 필요하다면 붕대, 부목 등의 다른 간호 처치가 이루어집니다. 보건실에서는 그때그때 증상변화에 따라 알맞은 간호 처치를 하기 위해 노력합니다. 학생이 호소하는 증상은 시간에 따라 변화하기도 하므로 재평가 결과 골절과 염좌의 가능성이 판단된다면 검사를 받고, 의사의 치료 받을 수 있도록 병원을 안내하게 됩니다. 학생이 다치고 나서 그 직후에 곧바로 보건실에 오면 겉으로 보이는 증상들이 뚜렷하게 나타나지 않습니다. 점차 시간이 지나면서 다양한 증상들의 변화가 발생하게 되는데, 그 증상변화에 따라 보건실에서 하는 대처는 달라집니다. 그래서 다친 즉시 보건실을 방문하면 일단 학생이 호소하는 통증에 따른 처치를 진행하고 처치 이후에 증상이 호전되면 정상적으로 학교에서 교육활동을 받습니다. 그러나 처치한 후 증상 호전이 없어 다시 보건실을 방문하면 이전과 변화가 있는지 다시 확인해 봅니다. 그리고 재평가한 결과에 따라 다른 처치를 진행합니다."

학생이 몰려들어 정신없이 처치하게 되면 증상에 대해 놓치는 부분이 가끔 생깁니다. 학생이 몰려도 차분하게 통증 부위를 확인해 보고, 미세하게 부어있는지 양쪽을 비교해 보는 것이 중요합니다. 정상 부위와 비정상 부위를 둘 다 확인하여 미세한 부종 여부도 파악하는 것이 좋습니다. 또한, 근골격계 손상에서 가장 기본이 되는 관절 가동 범위(ROM)도 확인 후 보건 처치 기록을 꼼꼼하게 한다면 학부모와 소통할 때 도움이 많이 됩니다.

'보건 업무 도움방'에서 보는 보건실 이용자 지도, 알짜배기 노하우!

해당 5장 내용에는 ㈜코스모스메딕(Cosmos Medic)을 운영하는 의정부성모병원 응급의학과 전문의 김지훈 선생님의 다양한 보건교사 연수에서 배우고 경험한 내용을 포함하여 적용되어 있습니다. 응급의학과적 전문적인 내용을 확인하려면, ㈜코스모스메딕(Cosmos Medic)에서 출간된 『SCHOOL SAVER』 책을 참고하시기 바랍니다. 연수에서 배운 내용, 전국보건교사노조 보건 업무 도움방에서 공유된 내용 및 저의 개인적인 견해를 포함한 내용입니다. 보건실 처치에 있어서 정답은 아닌, 하나의 경험을 공유하는 내용입니다.

1.

가벼운 두통, 복통, 인후통은 어떻게?

문의 초등학생들 가벼운 두통과 복통, 인후통은 보건실에서 어떻게 간호 처치를 해야 할까요? 약을 주기에도 애매합니다.

보건실 간호 처치 방향

1) 아프면 다시 올 수 있도록 설명하기

초등학교 저학년 학생들은 순간적으로 무엇인가 불편한 느낌이 들면 그 모든 느낌을 '아프다'라고 표현하는 경우가 많다. 학생들이 왜 아픈지, 어디가 아픈지 충분히 들어주고 아픈 증상에 대하여 공감해 준다. 그리고 지금보다 더 아파지거나 10분 후에도 아프면 다시 보건실에 올 수 있도록 지도를 한다. 이렇게 일차적 지도를 하면 대부분 1~2학년 저학년 학생들은 친구들과 뛰어노느라 아픈 것도 잊어버리고 안 오는 경우가 많이 있다.

2) 미온수 섭취 권장하기(따뜻한 물 마실 수 있도록 하기)

두통, 복통, 인후통 모두 수분 섭취의 중요성을 교육한다. 수분 섭취의 중요성을 교육한 후 따뜻한 물을 마실 수 있도록 한다면, 교육하지 않고 제공했을 때보다 긍정적인 효과가 나타난다.

우리 몸은 60~70%가 수분으로 되어 있는 부분, 이 수분이 부족하게 되면 면역력이 떨어지게 되는 부분부터 설명한다. 면역력이 떨어지면 두통, 복통, 인후통이 올 수도 있음을 설명을 한다. 이렇게 교육한 후, 면역력을 증가시키기 위해 체온과 비슷한 온도의 미온수 수분 섭취를 할 수 있도록 한다. 이러한 설명을 하면 초등학생의 경우 보건실에서 따뜻한 물만 제공해도 증상이 완화되는 경우가 많다. 그래서 나는 보건실에 따뜻한 물과 종이컵을 준비해 두고 미온수를 자주 제공한다. 신기하게도 보건실에서 주는 물을 먹으면 괜찮아진다고 표현한다. 보건실에서 주는 물맛도 좋다면서 물을 먹고 나아지는 학생이 의아하게도 많이 있다. 초등학교 고학년 학생들은 찬물로 달라고 하는 경우가 종종 있다. 그에 따라 고학년 학생들에게는 추가적인 설명을 더 해주게 된다. 체온과 비슷한 미온수가 위장에 자극 없이 가장 흡수가 잘 되어 찬물이 아닌 미온수를 주는 것이라고 교육하면 미온수 섭취 효과가 정말 좋아진다.

3) 간단한 플라세보용 건강기능식품 제공해 주기

두통에는 비타민 종류, 인후통에는 목캔디 또는 비타민 종류, 복통에는 유산균 종류를 갖춰 둔다. 그리고 위에 언급한 1번과 2번을 대처하였는데도 반복적으로 가벼운 증상으로 올 때, 플라세보용 건강기능식품을 가끔 제공해 주는 편이다. 초등학교 저학년 학생들은 보건실에서 그래도 뭔가 약을 먹은 것 같은 느낌에 위안을 받고 증상이 호전되는 경우가 있다. 그러나 이런 비타민과 유산균 종류는 맛이 있어서 나중에는 학생들이 우르르 몰려와 비타민을 먹으려고 아프다고 호소하기도 하니, 적절하게 사용하면 좋을 것 같다.

4) 각각의 증상에 맞는 물리적인 대처

두통의 경우에는 얼음찜질해 주면 두피의 혈관이 수축하면서 혈류량이 감소하고 그에 따라 감각이 둔해져 두통이 완화된다.

복통의 경우에는 복부 온찜질을 통해 복부 근육의 이완과 장운동을 도와주어 복통을 완화하는 효과가 있다.

인후통의 경우에는 생리식염수나 우리가 평소 구강 내 청결을 위해 사용하는 가글액을 통해 목 안쪽으로 가글을 할 수 있도록 하면 통증을 완화시킬 수 있다.

5) 침상 안정을 활용한다.

초등학교 1~2학년 학생들은 괜찮아질 때까지 누워있도록 하면 가벼운 통증을 호소했던 학생들은 5분도 안 되어서 괜찮아졌다고 이야기한다. 그 모습이 보다 보면 매우 귀엽다. 저학년 학생들은 열이 나서 많이 아픈 상태도 아닌데, 아무것도 못 하고 침대에 가만히 누워있으려니 심심하고, 빨리 나가서 친구들과 놀고 싶어 5분도 안 돼서 괜찮아졌다고 나가겠다고 하는 경우가 많다. 그러나 고학년은 계속 누워있으려고 할 수 있으니 보건실 침상 이용 시간은 1시간으로 정해두는 것이 좋다. 1시간 이상 사용하게 되다면, 먼저 교실에 복귀하여 수업받을 수 있는 건강한 몸 상태가 아님을 설명하고 조퇴 후 병원에 방문해 치료받는 방향으로 대처한다.

6) 약물 사용에 대한 유의 사항

중 · 고등학교 보건실과 초등학교 보건실은 일반의약품 약물 사용에 있어서 차이점이 있다. 초등학생들 특히, 저학년 학생들은 일반의약품이라도 약물 투약은 될 수 있으면 하지 않는다. 왜냐하면 소아는 일반의약품에도 혹시나 모를 부작용이 크게 있을 수 있고, 학부모님들이 조그만 증상에도 어린 학생들에게 과도하게 약을 투약하는 것을 선호하지 않는다. 그리고, 초등학교 저학년 학생들은 약간의 불편감들도 아프다고 하며 증상을 모호하게 표현하기 때문에 섣부르게 약물을 주는 것은 약물 오남용이 될 수 있기 때문이다.

또한, 초등학생은 1학년부터 6학년까지 학생들의 키와 체중의 편차가 크다. 따라서 일반의약품을 투약할 때도 약물 부작용을 최소화하고, 투약의 효과를 보기 위해 몸무게(kg)에 맞는 용량을 맞춰서 주는 것이 안전하다. 해열제를 투약해야 하는 상황이 발생한다면, 중고등학생의 경우 대부분 학생이 성인 몸무게에 도달함으로 kg당 용량을 계산해서 투약하는 경우는 드물다. 하지만 초등학생의 경우 1~6학년까지 체격 차이가 크기 때문에 kg당 용량을 계산해서 투약한다. 따라서, 초등학교의 경우 일반의약품 투약이라도 보호자와 통화하여 보호자가 투약해도 괜찮다는 의견을 받고 투약해야 안전하다. 보호자와 통화하면서 집에서 관찰되었던 학생 증상 상태와 집에서의 투약 여부를 확인하는 것이 좋다. 초등학교 저학년 학생들의 경우 약 투여 여부를 잘 기억하지 못하고, 약을 먹었음에도 본인 몸이 아프니 약을 안 먹었다고 이야기하는 경우가 많기 때문이다. 추가로 학생의 몸무게는 대략 몇 kg 정도인지, 일반의약품에도 부작용은 없는지 등을 확인하여 투약해야 한다.

흔히 소아·청소년에게 쓰는 해열제

해열제 성분은 크게 3가지이다.

1) 아세트아미노펜 : 진통, 해열

　－ 종류 : 타이레놀, 챔프(빨간색), 콜대원 키즈(보라색), 세토펜현탁액

2) 이부프로펜 : 진통, 해열, 소염

　－ 종류 : 부루펜, 챔프(파란색), 콜대원 이부펜시럽(주황색)

3) 덱시부프로펜 : 진통, 해열, 소염

　－ 종류 : 맥시부펜 시럽, 큐어펜 시럽

　⇒ 보통 생후 6개월 이전 아세트아미노펜, 6개월 이후 덱시부프로펜, 12개월 이상 이부프로펜이 가능하다고 되어 있지만, 의사 소견에 따라 처방은 달라질 수도 있다.

아세트아미노펜 특징과 kg당 용량은?

아세트아미노펜은 해열제로 사용되는 일반적인 약물이다. 일반적으로 성인의 경우 500mg 또는 650mg의 정제로 복용하며, 최대 일일 용량은 3,000~4,000mg 이다. 그러나 어린이의 경우, 체중과 나이에 따라 용량이 달라진다.

일반적으로, 어린이 아세트아미노펜 용량은 체중 1kg당 10~15mg을 4~6시간마다 복용하는 것으로 시작한다. 최대 일일 용량은 1kg당 75~80mg을 넘지 않도록 주의해야 한다.

아세트아미노펜 시럽용 제제 표시된 용량			
나이	**몸무게**	**1회 권장 용량**	**아세트아미노펜 용량**
4개월~6개월	7~7.9kg	2.5mL	80mg
7개월~23개월	8~11.9kg	3.5mL	120mg
만2세~3세	12~15.9kg	5mL	160mg
만4세~6세	16~22.9kg	7.5mL	240mg
만7세~8세	23~29.9kg	10mL	320mg
만9세~10세	30~37.9kg	12.5mL	400mg
만11세	38~42.9kg	15mL	480mg
만12세	43kg 이상	20mL	640mg

이부프로펜 특징과 kg당 용량은?

이부프로펜은 해열제, 진통제, 소염제로 사용되는 비스테로이드성 항염증제 (NSAIDs)이다. 일반적으로 이부프로펜은 200mg, 400mg, 600mg 등의 용량으로 판매되고 있다. 성인의 경우, 일반적으로 400~600mg을 4~6시간마다 복용하며, 하루 최대 용량은 3,200mg을 넘지 않도록 주의해야 한다.

어린이나 청소년의 경우 일반적으로, 체중 1kg당 5~10mg의 이부프로펜을 4~6시간마다 복용하며, 하루 최대 용량은 60mg/kg를 넘지 않도록 주의해야 한다.

이부프로펜 시럽용 제제 표시된 용량

나이	1회 권장 용량	이부프로펜 용량
1~2세	3~5mL	50~100mg
3~6세	5~8mL	100~150mg
7~10세	8~10mL	150~200mg
11~14세	10~13mL	200~250mg

덱시부프로펜 특징과 kg당 용량은?

덱시부프로펜은 이부프로펜의 활성 이성질체로, 해열제, 진통제, 항염증제로 사용된다. 성인의 경우, 덱시부프로펜의 일반적인 복용량은 150mg을 4~6시간마다 복용하며, 하루 최대 용량은 1,200mg이다. 그러나 어린이의 경우, 체중과 나이에 따라 복용량이 달라진다.

일반적으로, 어린이 덱시부프로펜 복용량은 체중 1kg당 2~3mg을 4~6시간마다 복용하는 것으로 시작한다. 하루 최대 용량은 1kg당 10mg을 넘지 않도록 주의해야 한다.

덱시부프로펜 시럽용 제제 표시된 용량			
나이	몸무게	1회 권장 용량	덱시부프로펜 용량
6개월~11개월	7.9~9.9kg	3~6mL	40~70mg
12~23개월	10~11.9kg	4~7mL	50~80mg
만2~3세	12~15.9kg	5~9mL	60~110mg
만4~5세	16~20.9kg	7~12mL	80~145mg
만6~8세	21~29.9kg	9~17mL	105~210mg
만9~10세	30~37.9kg	12.5~22mL	150~265mg
만11세	38~42.9kg	16~25mL	190~300mg
만12세	43kg 이상	18~25mL	215~300mg

해열제 교차 복용?

해열제 교차 복용은 일반적으로 권장되지 않으며, 일반적으로 의사의 지시가 없는 한 같은 해열제를 교대로 먹지 않는 것이 좋다. 그러나 만약 2가지 이상의 해열제를 교대로 먹어야 하는 상황이라면, 의사의 지시에 따라 적절한 용량과 간격으로 복용을 해야 한다.

일반적으로, 하나의 해열제를 최대 용량으로 복용한 후에도 증상이 개선되지 않을 경우, 다른 해열제를 최소 용량으로 시도해 보며 교차 복용이 권장된다. 그러나 이 경우에도 의사와 상담하여 적절한 복용 방법과 용량을 확인하는 것이 중요하다. 왜냐하면 해열제를 교대로 먹을 때는 각 약물의 부작용과 상호작용을 고려해야 하기 때문이다.

해열제 교차 복용이 권장되지 않는 이유를 정리해 보자면
첫째, 교차 복용은 약물의 중복 복용이나 상호작용으로 인해 부작용이 발생할 수 있다.
둘째, 교차 복용은 약물의 효과를 감소시키거나 상쇄시킬 수 있다.
셋째, 교차 복용은 약물의 혈중 농도를 예측하기 어렵게 만들어 적절한 치료 효과를 얻기 어렵게 할 수 있다.
따라서 보건실에서 해열제 교차 복용을 시도해야 할 만큼 해열이 되지 않는 상황이라면, 학생은 정상적인 학교 교육과정을 받을 수 없는 몸 상태이므로 조퇴하여 병원 진료를 받아야 한다. 보건교사의 판단으로 학생이 해열되지 않는다고 하여

해열제를 교차 복용을 시도하여서는 안 된다. 부득이한 상황이 있을 때 보호자와 충분한 상의 후에 융통성 있게 고려는 해볼 수 있겠지만, 권장되는 방법은 아니다.

흔히 알고 있는 교차 복용 방법

한 가지 종류의 해열제를 복용하고 나서도 2시간 뒤 열이 떨어지지 않으면 다른 해열제를 복용시키는 방법, 열이 조절되지 않으면 2가지 해열제를 2시간 간격으로 복용하는 것을 교차 복용이라고 한다.

교차 복용은 서로 다른 계열의 해열제를 일정 간격을 두고 진행된다. 교차 복용이 가능한 해열제 종류는 다음과 같다.

1) 아세트아미노펜 ↔ 이부프로펜
2) 아세트아미노펜 ↔ 덱시부프로펜

덱시부프로펜은 이부프로펜의 활성 이성질체이다. 따라서 이부프로펜과 덱시부프로펜은 같은 계열 해열제 종류임으로 교차 복용할 수 없다. 교차 복용은 의사와 상담 후 진행하는 것이 좋으며, 해열제의 하루 용량을 넘기지 않고 각 해열제의 복용 시간 간격을 지켜 사용해야 한다.

2.

머리를 다쳤어요!

✚

부딪혀서 당황스러운 두통: 보건실에서의 경미한 두부 타박상 대처법

문의 1) 초등학교 6학년 남학생 머리를 나무에 부딪힌 후에 전체적으로 머리가 찌릿찌릿하다고 표현하고, 울렁거리는 느낌을 호소합니다. 두피에 쓸린 상처도 조금 있습니다. 학부모님께 연락드렸더니 바로 병원에 가지는 못하는 상황이라고 하시는데, 활력징후(혈압, 맥박, 호흡, 체온) 괜찮으면 방과 후에라도 병원 방문하시라고 안내해도 괜찮을까요?

  2) 토요일 머리를 세게 바닥에 두 번 부딪힌 후에 오늘 월요일부터 구토 및 어지러운 증상을 호소합니다. 지금 보건실에서 침상 안정하고 있습니다. 보호자에게 이야기하여 뇌진탕 및 뇌출혈 가능성 설명하였습니다. 그리고 뇌 CT 찍어봐야 하는 상황임을 설명했는데, 2시간 후에 오실 수 있다고 합니다. 제가 그사이에 해줄 수 있는 게 있을까요?

1) 보건실 이용자 상태 변화 확인

나는 학생이 두통을 호소하는 강도 기준으로 안정 환자와 불안정 환자를 구분하는 편이다. 주로 10점 만점에 5점을 기준으로 하여 안정 환자와 불안정 환자를 구분한다. 통증 사정 도구를 기준으로 6점 이상의 얼굴 찡그림 그림이 관찰되거나 언어로 6점 이상이라고 통증을 표현한다면 '불안정 환자로 분류'하여 5분 이내의 간격으로 추가적인 증상변화를 확인한다. 통증이 5점 이하라면 '안정 환자로 분류'하여 15분 간격으로 두통이라는 통증 강도, 의식과 지남력의 변화, 그 외 머리에 충격이 있을 시 나타날 수 있는 증상변화를 확인한다. 통증은 증가하는지 감소하는지 확인하고, 명료하게 잘 깨어나 있는지, 사람·날짜·장소 등에 대한 인식 등이 명확하게 있는지, 매스꺼움과 구토 증상이 동반되지는 않는지 등의 다양한 변화를 확인한다. 이렇게 증상변화를 확인하는 동안 상태가 악화한다면 바로 병원 안내를 한다. 그리고 관찰 도중 의식변화와 지남력에 이상이 있다면 바로 119 후송을 해야 한다. 의식변화와 지남력에 이상이 없어 119 후송을 하기에는 애매한 상황인데, 두통 또는 다른 불편한 증상들을 1시간이 지나도록 호소한다면 보호자 연락 후 병원에 갈 수 있도록 안내해야 한다. 여기에서 언급한 통증 점수는 통증 사정 도구를 이용하여 평가하는 것이며, 불안정 환자와 안정 환자의 상태 변화 평가 간격은 '119 구급 대원 현장 응급처치 표준지침'에 따른 부분이다.

세부평가 및 재평가		
세부평가	재평가	
	비외상환자	외상환자
D C A P B T L S	머리 : 두피·두개골, 염발음 눈 : 변색, 양쪽 눈이 같은지, 　이물질, 전방의 출혈 귀와 코 : 배액 또는 출혈, 　변색 입 : 치아·이물질, 부종, 열상, 　호흡 냄새, 변색 목 : 목정맥팽대, 기도위치, 　염발음 가슴 : 이상한 움직임, 호흡음, 　염발음 복부 : 강직, 팽만 골반, 비뇨생식기 : 움직일 때 통증 팔다리 : 맥박, 운동, 감각, 　모세혈관 재충혈 후면	- 1차 평가 반복 　의식(AVPU) 　기도 　호흡 　순환 　피부 　임상 우선순위 확인 - 활력징후 재평가 및 기록 - 부분신체검진 재평가 　(특히 주호소 또는 손상) - 모든 처치 확인 　적정 산소, 출혈부위 지혈 등 - 환자상태 확인 　15분마다(안정환자) 　5분마다(불안정환자)	- 1차 평가 반복 　의식(AVPU) 　기도 　호흡 　순환 　피부 　임상 우선순위 확인 - 활력징후 재평가 및 기록 - 빠른 외상평가 - 모든 처치 확인 　적정 산소, 출혈부위 지혈, 　경추 고정 등 - 환자상태 확인 　15분마다(안정환자) 　5분마다(불안정환자)

출처: '119 구급 대원 현장 응급처치 표준지침' 환자평가 내용

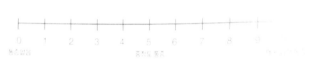

그림 8-4 숫자통증척도(numeric rating scale, NRS)

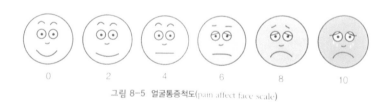

그림 8-5 얼굴통증척도(pain affect face scale)

출처: 『성인 간호학』 제7판, '통증 사정 도구', 현문사

2) 보건실에서 상태 변화 확인 시간은 1시간을 넘기지 않는다. 보건실에서 학생의 상태 변화 확인 시간은 1시간 이내로 하는 것이 좋다. 1시간 이상 학생이 증상을 호소하며 증상이 호전되지 않는 상태라면, 의료기관이 아닌 보건실에서는 더 이상 해줄 수 있는 부분이 없으므로 의료기관인 병원을 방문해야 한다. 학교 보건실은 의료기관이 아닌 학교 안 교실 중 하나임으로 전문적으로 검사를 할 수 있는 검사 기기가 있는 것도 아니며, 전문의약품을 쓸 수 있는 부분도 아니다. 이럴 때는 신속한 병원 안내를 통해 의사의 전문적인 치료를 받을 수 있도록 한다.

3) 경미한 두부 손상의 파악은 세심하게 이루어져야 한다.
학교에서는 '누가 봐도 응급상황이다.' 명확한 부분에는 모두 119를 부르고 병원 이송을 한다. 그래서 눈에 보이는 심각한 두부(머리 부위) 손상의 경우에는 119를 부르고 학생을 이송시키기 쉽지만, 보이지 않는 머리 안의 손상 가능성을 예측하는 부분은 쉽지 않다. 의료인인 보건교사도 CT나 MRI와 같은 검사 기계 없이 학생의 증상변화를 관찰하는 것만으로 머리 안의 손상 가능성을 예측하는 것은 정말 어렵다. 병원이 아닌 학교에서는 온전히 학생의 증상호소와 의료인의 신체적 사정을 통해 손상 가능성을 파악해야 한다. 외부적 손상이 보이지 않는 학생은 아무리 의료인이라도 머리 안의 손상 가능성을 놓치는 경우가 종종 발생한다. 증상이 변화 양상도 뚜렷하지 않고, 비특이적인 양상을 보인다면 더욱더 파악하기 어렵다. 따라서 머리에 충격이 가해지는 상황이 있었다면 겉으로 보이는 상처가 없더라도 세심하게 경미한 두부 손상의 가능성을 두고, 두통의 강도와 오심, 구토 등 두부 손상의 다양한 증상변화를 관찰해야 한다.

4) '경미한 두부 손상' 파악할 때 유의점

두부 손상이 발생하는 원인은 주로 넘어짐(부딪힘), 자동차 사고, 공격(폭력), 스포츠와 여가 활동 중에 머리 부위에 힘이 가해지는 경우 발생한다. 여기에서 경미한 두부 손상의 경우에는 우리가 흔히 뇌진탕의 징후라고 알고 있는 두통, 오심, 구토 등의 증상이 명확하게 나타나지 않을 수 있다. 그러므로 학생이 두통을 호소한다면 두부 손상의 가능성을 배제하지 않고 상태 변화 관찰을 시작해야 한다. 우리는 학생이 '머리가 아파요'라고만 단순히 표현하고 보건실을 방문하면 가장 먼저 질병 쪽을 의심한다. 그래서 질병과 관련된 질문을 하고 체온부터 측정한다. 두통을 호소할 때 질병 가능성을 고려하는 부분도 중요하지만, 머리 충격인 '부딪힘'의 과정이 있었는지도 함께 물어봐야 한다. 초등학교 저학년의 경우 본인이 머리를 부딪혔다고 하더라도 눈에 보이는 상처가 없으니 그 부분 때문에 머리가 아플 거라는 생각을 못 하는 때도 있다. 그래서 머리가 아프다고만 표현을 하고, 어디에서 부딪혔다고 이야기하지 않을 수도 있다. 또한 학생이 학교폭력을 당하고 보복이 두려워 그 부분을 이야기하지 않고 치료를 받으러 올 수 있다. 머리 충격에 있어서 손상 가능성을 파악할 때 도구, 힘의 세기, 반복적 충격 여부 등을 세세하게 파악해야 어느 정도 유추를 할 수가 있다. 그런데 학교폭력의 경우 다치게 된 경위를 잘 말하지 않아 정보가 제한적일 수 있다. 이런 다양한 가능성을 생각하여 두통을 호소할 때는 머리 충격인 '부딪힘'의 과정이 있었는지도 함께 물어봐야 한다.

보건실 이용자 및 응급상황 판단 시 내가 주로 사용하는 MSD 매뉴얼 일반인용 내용을 전반적으로 보면, 경미한 두부 손상은 학생의 증상과 진찰 결과를 바탕으로 판단을 해야 한다. 대표적인 증상들인 구토, 심한 두통, 지남력 상실, 감각 이상, 균형 상실 등이 최초 부상 후에 바로 나타나는 것이 아니라 '몇 시간 또는 며칠 후'에 지연되어 발생할 수 있다. 그러므로 부상 직후 찾아오는 보건실에서는 경미한 두부 손상의 징후들이 보이지 않을 수 있다. 따라서, 보건실에서 1시간 정도 경과 관찰할 때 두부 손상 증상들이 뚜렷하게 나타나지 않고, 완화된다고 해서 학생에게 섣부르게 '괜찮다.'라는 이야기는 하지 않는다. 경미한 두부 손상의 경우 보건실에서 증상이 완화되어 교실로 복귀할 수 있는 몸 상태일 수 있다. 이때, 학생에게 '경미한 두부 손상의 증상들은 바로 나타나는 것이 아니다. 지금은 괜찮을 수 있지만, 몇 시간 또는 길게는 며칠, 사람마다 다르지만 대략 3일 정도 지나서도 증상이 나타날 수 있다. 따라서 이후에 두통, 매스꺼움, 구토, 감각 이상이나 균형을 잡기 어려운 증상이 나타난다면 병원으로 바로 가서 검사받아야 한다.'라는 부분을 알려주어야 한다. 학생 본인 스스로 증상을 알고 병원에 갈 수 있도록 교육을 하는 부분도 중요하다.

경미한 두부 손상은 환자의 증상과 진찰 결과를 바탕으로 진단합니다.

뇌기능이 악화될 수 있음을 암시하는 증상이 없는지 부상자를 점검해야 합니다. 이 증상들은 다음과 같습니다.

- 반복적인 구토
- 심한 두통
- 팔 또는 다리에 감각이 없거나 움직일 수 없음
- 사람 또는 주변을 알아볼 수 없음
- 균형 상실
- 말하기 또는 시력 문제
- 협응 상실
- 비정상 호흡
- 발작

이러한 증상은 최초 부상 후 몇 시간 또는 때로는 며칠 후에 발생할 수 있습니다. 이러한 증상이 발생하면 즉시 의사의 진료를 받아야

출처: MSD 매뉴얼 일반인용 '경미한 두부 손상' 내용

가벼운 두피 상처 어떻게 대처해야 하나요?

1) 창문틀에 머리를 부딪혀서 생긴 두피 상처, 보건 실에 온 즉시 지혈하여 지혈은 바로 된 상태. 소독 후 습윤 드레싱, 붕대 적용. 활력징후 정상 확인, 지 남력 정상 확인함.

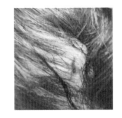

2) 볼펜으로 찔려 생긴 두피 상처. 상처 소독 후, 상 처 연고 도포. 볼펜으로 찔렸다는 정황상 학교폭력 의 가능성이 있어 담임선생님에게 보건실 처치 상 황 알림.

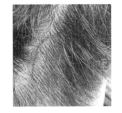

보건실 간호 처치 방향

두피의 상처가 깊지 않으며, 벌려지지 않는 정도의 상처라면 일반적인 드레싱 후 경과 관찰을 할 수 있다. 상처 세척 및 소독, 습윤 드레싱 진행 후 방과 후에 외과계 병원(일반외과, 정형외과 등) 진료받을 수 있도록 학 생에게 교육한다.

두피 상처가 벌어져 있는 경우에도 마찬가지로 보건실에서 처치할 수 있는 부분은 지혈 후 상처 세척 및 소독, 습윤 드레싱 진행 후 바로 외과계 병원으로 이송하여 치료받을 수 있도록 한다. 여기에서 병원 이송이 지연돼도 되는 경우를 구분하자면, 두피 상처의 벌어짐이 있는지, 두피 상처가 깊게 파여있는지 등을 확인하고 0.5cm 정도(정확한 기준은 아님, 의사마다 다를 수 있음)의 벌어짐과 파여있는 상처라면 병원 이송을 방과 후가 아니라 조퇴하여 바로 갈 수 있도록 하는 것이 좋다.

벌어짐과 파임이 있어 봉합이 필요한 상처라도 응급 초기 처치만 잘 되어 있다면 방과 후에 병원에 가도 예후에는 크게 차이가 없다. 그러나 머리 충격이 크게 있었다는 부분의 가능성도 있으므로 경미한 뇌진탕의 가능성을 생각하여 오심과 구토 증상이 동반될 때는 병원 이송을 바로 해야한다. 오심과 구토 증상이 동반되지 않은 단순 두피 열상은 8시간 이내에 1차 처치를 받고, 늦어도 24시간 이내에 봉합이 된다면 예후에는 크게 차이점이 없으므로 방과 후에 병원을 갈 수 있도록 안내해도 된다. 다만, 두피 상처는 학부모님들이 민감하게 받아들이는 사항이다. 그러므로 사진을 보내어 학부모님에게 병원 치료 여부를 확인하는 것이 좋다. 학부모님께서 지금 바로 오셔서 갈지, 방과 후에 갈지를 결정할 수 있도록 한다.

담임선생님들께서 사용하는 '하이스쿨톡'과 같은 애플리케이션을 활용한다면 교사의 개인 전화번호 노출 없이 학부모님께 사진을 전송할 수 있다. 그래서 초등학교에 근무하는 나는 주로 담임선생님에게 학생 사진을 전송하고 담임선생님께서 학부모님에게 사진을 전송할 수 있도록 한다. 이렇게 사진을 전송하고 나면 학교에 바로 오셔서 학생과 함께 병원 진료를 하러 가는 학부모님이 있을 수 있고, 지금 바로 학교로 가지는 못하는 상황이니 방과 후에 병원을 가겠다고 결정을 하는 때도 있다. 여기에서 보건교사는 학생이 바로 병원에 가지 않고 학교에 남아 있는 상태라면, 그동안은 두피의 열상뿐만 아니라 부딪힘으로부터 오는 뇌 손상과 관련된 징후를 함께 관찰해야 한다. 그러므로 학생을 두피 상처 처치 후 교실로 복귀를 시키게 될 때, 학생에게 경미한 뇌 손상 증상인 매스꺼움과 구토, 두통, 어지러운 증상이 나타나거나 심해진다면 보건실에 다시 방문할 수 있도록 교육한다.

두 번째 사진 학생의 경우 볼펜 찔림으로 인한 상처이며, 볼펜 찔림은 누군가가 볼펜을 머리에 가져다 대지 않으면 있을 수가 없는 상처로 친구들에게 괴롭힘을 당한 부분인지 확인해 보아야 할 필요가 있다. 이때는 보건실에서 확인한 상처와 정황을 담임선생님에게 알리고, 그 이후 대처 상황은 어떻게 해야 할지 함께 알아가 보는 것이 좋다. 제일 먼저 담임선생님에게 알리는 것이 순서이며 그 이후 정말 학교폭력의 정황이 보인다면 학교폭력 담당 선생님, 상담교사 등과 함께 학생과의 상담 등 학교폭력 대응 절차에 따라 하나씩 협의하며 대응할 수 있도록 한다.

두피 상처 드레싱 방법

1) 두피 쪽에는 머리카락이 있어 다른 부위와는 달리 드레싱 고정이 어렵다. 사진처럼 주변 머리카락을 교차시켜 거즈 위를 통과하게 한 후 반창고로 고정해 준다.

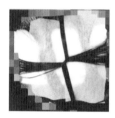

2) 생리식염수를 적신 거즈를 짠 뒤 상처 위를 덮고 접착력이 크지 않은 종이 반창고로 머리카락 교차한 부분과 함께 고정한다.

3) 거즈보다 메디폼을 사용하고 싶은 경우에는, 두피 상처 세척 및 소독 후 메디폼(접착력이 없는 것, 이지덤은 접착력이 있어서 안 됨) 제제로 상처 위를 덮은 후 종이 반창고로 주변 머리카락과 함께 고정해도 된다. 메디폼 자체가 생리식염수를 적신 거즈 역할을 하며 습윤 드레싱을 도와주는 제품이기 때문에 생리식염수를 적신 거즈 대신 메디폼으로 상처 처치를 마무리해도 된다.

5cm 이상의 심한 이마 열상

문의 넘어지면서 계단 모서리에 이마 부근을 박아 5cm 이상 열상이 생겨 이마 피부가 깊게 벌어진 상태로 출혈이 지속됨.

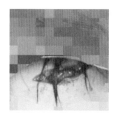

보건실 간호 처치 방향

이마 피부가 많이 벌어져 있는 상태에서 출혈이 멈추지 않으므로, 생리식염수로 상처 부위를 빠르게 씻어 이물질을 없앤다. 그 후 생리식염수가 적셔진 소독된 깨끗한 거즈를 상처 부위에 대고 그 위에 마른 거즈를 대고 압박하여 지혈한다. 거즈에 피가 흡수된다고 하더라도 제거하지 않고, 그 위에 계속 새로운 거즈를 덧대어 압박하여 지혈한다. 거즈 위에 붕대를 감아 압박하며 지혈해도 좋다. 상처 부위에 깨끗한 거즈가 덧대어진 상황이라면 지혈에 대한 도움과 부딪힘(타박상)으로 인한 붓기 감소를 위해 얼음찜질을 적용해 줄 수도 있다.

위 사진과 같은 열상 상태라면, 두부 손상(뇌진탕 등 뇌 손상)의 가능성이 크므로 바로 119에 연락하여 이송하도록 해야 한다. 119가 도착하고 학부모님에게 연락하는 동안 보건교사는 두부 손상의 증상변화를 파악하기 위해 동공반사, 뇌 손상과 관련된 징후(오심과 구토 증상 동반, 의식 수준 확인(지남력 이상 등), 신경계 이상(동공반사 확인), 활력징후(서맥, 수축기혈압 상승, 호흡곤란) 운동기능 이상, 감각기능 이상) 등을 사정하여야 한다.

여기에서 우리는 학생 상처를 보게 되었을 때, 학부모님의 마음을 생각해 보아야 한다. 학부모님께서 도착하여 얼굴에 흘린 피를 본다면 놀랄 수 있다. 그래서 상처 부위 지혈이 어느 정도 되고 나면 얼굴에 있는 피는 거즈에 생리식염수를 적셔서 최대한 닦아주는 것이 좋다. 학부모에게 사진을 보낼 때는 상처 주변을 깔끔하게 정리한 후, 벌어진 상처의 상태만을 명확하게 확인할 수 있도록 사진을 찍어서 보내는 것이 좋다. 또한, 추후 민원과 소송에 대비하기 위한 응급후송관리 기록지를 꼼꼼하게 작성해 두어야 할 필요도 있다. 학부모님들은 본인 아이의 상태와 관련되어서는 객관적으로 받아들이지 못한다. 그래서 학교에서 대처가 잘 되었는지 등의 문의가 있을 수 있다. 그러므로 응급후송관리 기록지는 육하원칙에 따라서 정리해 둔다. 시간대를 확인하여 처치한 내용을 정리해 두면 좋다. 학생을 본 시간, 학생을 본 직후 객관적으로 열상 부위를 사정한 내용과 응급처치, 119 연락한 시간, 119가 학교에 도착하여 이송한 시간, 119가 도착하기까지 학생의 두부 손상 가능성에 대해서 학생의 증상변화를 사정하고 관찰한 내용 등을 구체적으로 응급후송관리 기록지에 기록한 후 내부 결재를 받아 두어야 한다.

3.

뇌출혈의 경고!
'심한 두통'

선생님. 6학년 학생이 30분 전부터 머리가 계속 울리고, 두통이 있다고 합니다. 계속해서 찡그리고 통증을 호소하는데 병원을 가야 하는 게 맞을까요? 열은 없습니다.

보건실 간호 처치 방향

'심한 두통'은 그 증상 1가지만으로도, 뇌출혈 부분을 의심하고 확인해야 한다. 다만, 학생이 '너무 아프다'와 같이 말로 표현하는 것만으로는 심각한 두통을 정확하게 파악하기 어렵다. 학생이 눈물을 흘리거나 소리치는 등의 반응을 통해 주의를 끌지 않는다면, 보건교사는 일반적인 두통처럼 상태를 평가할 수밖에 없다. 일반적으로 '진통제로 조절되지 않는 두통'으로 표현되는 심각한 두통은 진통제를 복용한 후 약 30분 정도 경과 한 후에 확인할 수 있다. 따라서 '너무 아프다'라는 주관적인 표현만으로 모든 두통을 뇌출혈 가능성으로 판단하여 119 이송이 필요하다는 판단을 내릴 수 없다. 보건교사는 학생이 호소하는 '심한 두통' 증상에 대해 일정 시간 관찰하는 것이 필요하며, 일정 시간 관찰 없이 '심한 두통' 같은 단일 증상만으로는 바로 응급 후송을 결정하는 부분은 어렵다.

심한 두통과 함께 '의식장애를 동반한 구토 증상'이 오게 되는 경우 대처 방향

문의 사항에서 학생이 심한 통증을 호소하고 있으므로, 통증 사정 도구를 사용하여 10점 만점 중 6점 이상의 '심한 통증'으로 판단하면 해당 학생은 '불안정 환자'로 분류된다. 이 경우 5분 간격으로 상태 변화 평가를 수행한다. 이 경우에는 활력징후 평가보다 '의식장애를 동반한 구토 증상'의 관찰이 우선순위 1순위가 된다. 따라서 보건교사는 가장 먼저 심한 두통의 학생 상태 변화에서 '의식장애를 동반한 구토 증상'이 있는지 확인한다. 예를 들어 학생이 구토 후 실신하여 의식이 없는 경우, 보건교사는 활력징후를 평가하려고 혈압측정을 먼저 하는 것이 아니다. 의식이 없는 상황임으로 즉시 119에 신고를 해야 한다. 그 후 119 상황실과 소통하면서 그다음 대처를 이어 나가야 한다.

보건교사는 이때 119 상황실과 소통하며 심폐소생술 필요성을 확인해 보기 위해 가장 먼저 호흡 확인을 시행하게 된다. 만약, 호흡이 있다면 기도 흡인을 예방하기 위한 자세 변경 등 필요한 조처를 한다. 이렇게 119가 학교에 도착할 때까지 혈압과 맥박 등 활력징후를 측정한다. 또한 동공반사도 펜라이트를 이용해서 관찰할 수 있다.

보건교사는 학생이 이미 실신하여 의식이 없는 상황에서 혈압을 측정하기 위해 119 연락을 지연해서는 안 된다. 학생이 구토 후 실신하여 의식변화가 있을 때는 119 신고가 반드시 우선하여 처리되어야 한다. 활력징후를 전체 다 파악하는 것이 아닌, 심폐소생술 여부를 판단하기 위한 호흡과 심장박동 유무만 관찰하는 것이 적절하다.

심한 두통만 주관적으로 호소하며, 의식장애를 동반한 구토 증상은 없는 경우 대처 방향

이때는 활력징후, 신경학적 사정인 동공반사 관찰 및 2분 신경학적 검진 통해 학생 상태를 평가한다. 의식은 정상적으로 있어도 이러한 평가에서 이상이 있다면 119 연락하여 의료자문을 먼저 받아 볼 수 있다. 이런 평가 부분에 있어서 이상이 없고, 단순히 학생의 주관적인 심한 두통을 호소한다면, 학부모 연락 후에 타이레놀과 같은 진통제 투약 후 30분에서 1시간 정도는 지켜볼 수 있다. 두통의 강도, 구토 증상 동반의 여부, 의식변화 및 지남력 등의 상태 변화를 관찰한다. 타이레놀 투약 후 1시간이 지나도 두통 증상이 호전되지 않으면, 학생은 학교 교육 활동을 받을 수 없는 상태이므로 학교를 조퇴하고 병원에 가야 한다. 반면, 두통 증상이 완화되고 있다면 1시간 이후 교실로 복귀하도록 안내한다.

2분 신경학적 검진 방법

#1. 눈뜨고 서 있기 → 눈 감고 서 있기(Romberg test) → 못 서 있으면 문제

#2. 걸어보게 하기 → 발 붙여서 걷기(걸으면서 발뒤꿈치를 다른 발 앞부분에 붙이면서 걸어보도록, Tandem gait, heal to toe)

#3. 한 발로 서있게 하기 → 깽깽이 하기(Single leg hop test)→ 한 발로 못 서 있으면 근력 이상

: 서봐 → 눈감고 서봐 → 걸어봐 → 이렇게 걸어봐(발뒤꿈치를 다른 발 앞부분에 붙이면서 걷기) → 한 발로 서봐 → 깽깽이 해봐

#4. 손바닥 위로 양팔 들어봐(Pronator drift) → 손바닥 눌러서 봐서 근력 체크 → 한쪽 또는 양쪽이 떨어지면 문제

#5. 내 손가락 끝 찍어봐 → 너의 코끝 찍어봐, 3번 내 손 위치 바꿔서 한 후 다른 쪽 손 검사(Finger to nose) → 제대로 못 찍으면 이상

#6. 피아노 쳐봐(Play the piano) → 손가락이 전체적으로 잘 조율되는지 확인

: 양팔 들어봐 → 선생님 손가락 찍어봐 → 각도 다르게 3번, 양쪽 → 피아노 쳐봐

#7. 선생님 손가락 봐봐 → H자 그리기, 턱 고정 및 눈동자만 따라오게 하기

#8. 선생님 따라서 눈에 주름 만들어봐 or 눈 크게 떠봐 or 눈썹 올려봐

#9. 눈 꼭 감아봐

#10. 이 해봐

#11. 혀 내밀어봐

: 선생님 손가락 봐봐 → 눈썹 올려봐 → 눈 꼭 감아봐 → 이 해봐 → 혀 내밀어봐

여기에 환자 의식변화 상태(mental state check) 확인 후 응급 이송 또는 병원

안내 결정

출처: ㈜코스모스메딕(Cosmos Medic)연수 자료 내용

4.

'어지럽다' 증상의
숨은 의미 찾기!

문의 '어지럽다'라고 호소를 하면서 오는 학생이 있습니다. 평소 기저질환이 있는 요보호 학생은 아닙니다. 이때, 확인해야 할 부분이 무엇인가요?

보건실 간호 처치 방향

학생이 '어지럽다.'라고 호소하는 경우, 이 어지럽다는 말 자체의 숨은 의미를 파악해야 한다. 학생들은 두통도 어지럽다고 표현할 수 있다. 어지럽다고 증상을 표현할 때 대부분 사람은 실신 이전 의식을 잃을 것 같은 느낌, 주변이 계속 빙글빙글 돌아가고 있는 느낌, 평형 이상 시 균형을 잃거나 불안정한 감각, 멍하거나 현기증이 나는 것 같은 감각 등이 있을 때 사용하는 용어가 된다. '어지럽다'라는 호소가 다양한 감각들을 설명할 때 사용하는 용어이므로, 그에 따라 다양한 질환과 연관되어 표현된다. 따라서 '어지럽다'라는 단독 증상만으로는 어떤 부분도 명료하게 파악하는 것은 불가능하다.

어지러움은 다양한 질환 가능성과 연관되어 있다. 이비인후과적 부분 (메니에르병, 미로염, 전정신경세포염 등), 균형을 유지하는 것과 관련 있는 뇌간 및 소뇌와 관련된 장애 부분, 빈혈, 저혈압, 저혈당, 스트레스, 단순 멀미, 부정맥 등 다양한 가능성을 고려해 보아야 한다.

이러한 다양한 가능성을 고려해 판단하기 위해서는 어지럽다고 호소하는 학생이 이전에 보건실을 방문했던 보건 기록이 있는지 살펴본다. 언제부터 어지러운지, 얼마나 자주 어지러운 증상이 있었는지 확인한다. 두통을 어지럽다고 표현했을 가능성이 있으므로 체온도 측정해 본다. 또한, 어지러움을 포함한 다른 동반된 증상, 어지러움을 유발할 수 있는 다양한 종류의 약물 복용, 다양한 상황(저혈당 유발하는 식사 상태, 공황장애, 우울증 등)을 확인해 보는 절차를 갖는다. 보건 기록을 확인할 때, 이전에도 어지러움이 자주 있었으면 어지러움의 원인 파악을 위해 병원 진료를 권한다.

현재 심한 어지러움을 호소하고 있다면, 보건실 침상에서 증상변화를 관찰한다. 보통 두통이나 어지러운 증상호소가 주관적으로 10점 만점 중에 6점 이상 정도로 표현되거나 표정에서 관찰되는 경우, 불안정 환자로 판단하고 5분 간격으로 V/S(활력징후) 상태 변화 및 학생이 호소하는 증상들을 파악한다. 5점 이하로 판단되면 안정 환자로 판단하고 15분 간격으로 상태 변화를 확인한다. 이렇게 상태 변화를 확인하여, 안정되면 교실 복귀를 고려한다.

만약 학생이 보건실에서 1시간 동안 침상관찰을 받았음에도 어지러운 상태가 유지된다면 보호자와 연락 후, 조퇴하여 병원을 갈 수 있도록 안내해야 한다. 여기에서 증상이 유지가 되는 것이 아니라, 관찰하는 도중 오히려 증상이 악화 된다면 보건교사는 학교에서 직접 병원으로 이송을 고려하거나 119를 통해 의료자문을 받아야 한다.

'어지럽다' 호소한 학생 사례 분석

1. 요보호 학생인지 파악하고 보건실 방문 기록 확인: 처음 보건실 방문한 학생
2. 현재 복용하고 있는 약이나 아침 식이 상태 확인: 아침은 먹지 않았고, 어제 감기약을 먹었으나 아침에는 안 먹고 등교
3. 상태를 확인하는 도중 동반된 증상 중 '두통' 호소도 있음 : 체온 확인 시 열은 없는 상태

보통 보건실에서는 일반적으로 1~3번 사항까지 확인한다. 이후 보건실에서 상태 관찰을 하고 증상이 나아지면 교실로 복귀한다. 그렇지 않고 증상이 지속되어 교실 복귀가 어려운 경우, 병원 진료를 위한 조퇴를 권유한다. 이번 사례에서는 어지럼증 사정 중에 두통 호소도 함께 있어 면밀한 관찰이 필요한 사례였다. 혈압은 정상 범위였으나, 맥박은 110회로 심계항진 상태가 관찰되었다. 체육활동이나 다른 운동 활동이 없었음에도 맥박 수치가 높았다. 보건실 휴대용 옥시미터 기계(산소포화도와 맥박을 연속적으로 관찰할 수 있는 기계)로 맥박 변화 관찰을 시작하였고, 아무런 외부적 요인 없이 보건실 침상 안정을 하는 상황에서도 맥박 수치가 변동되는 것이 관찰되었다. '맥박수 120회-140회-80회-60회'와 같은 신체적 상태가 30분 정도 지속되어 부모님께 연락하고, 119에도 의료자문을 받기 위해 함께 연락하였다. 보건실에서 판단하기엔 부정맥이 의심되는 상황이었고, 119 측에서도 의료자문 후 부정맥 가능성이 의심되어 119가 출동하였다. 이후 진료 가능한 병원으로 학부모 동행하여 119 후송을 하였다.

학생이 보건실에 오는 찰나의 시간에 이러한 증상변화를 파악하는 것은 불가능하다. 보건교사의 판단에 따라 연속적인 상태 변화가 필요한 보건실 이용자 학생들은 5분 또는 15분 간격으로 연속적인 상태 변화의 관찰 및 그에 따른 의료적 판단이 필요하다. 보건실 안에서의 짧은 시간 학생이 호소하는 증상에만 초점을 맞추어 간호 처치를 진행하는 분절적인 상황관리가 아닌, 보건실의 침상관찰을 통해 연속적인 상태 변화 파악의 중요성을 알게 해주는 보건실 이용자 사례였다.

추가 문의 학생이 오전에 공복 상태에서 저혈당이 의심되면, 보건실에서 혈당 측정을 해봐도 될까요? 초등학교라서 선뜻 측정해 보기가 걱정됩니다.

답변 혈당 측정은 손끝에 바늘을 찔러 피를 소량 채취하는 방식으로 이루어지는 침습적인 검사이다. 따라서 초등학생의 경우 학생 의식이 명료할 때 혈당 측정을 하게 되면 거부감이 있을 수 있다. 학생이 저혈당으로 쓰러져서 의식이 변화하는 상태가 아니라면 침습적인 혈당 측정은 하지 않는 편이다. 어지러운 증상이 지속될 때, 혈당 측정을 하지 않고 포도당 캔디나 당 종류 음료, 초콜릿 등을 섭취할 수 있도록 한다. 섭취한 후에 어지러운 증상이 호전되는지 지켜본다. 대부분 아침 식사를 거르고 저혈당 증상이 나타난 경우라면, 당 섭취로 30분 이내에 증상이 호전된다. 따라서 학생이 의식이 명료할 때는 혈당 측정이 필요하지 않다. 혈당측정은 의식이 명료하지 않을 때 119에 연락한 후, 119가 학교로 오는 동안 그사이에 응급처치로 진행한다.

정리하자면, 저혈당이 의심되는 상황에서는 학생의 의식 상태에 따라 당을 경구로 섭취하도록 하고 증상변화를 관찰한다. 무리하게 혈당 측정을 하지 않는다.

5.

가슴이 아픈 건,
심장 문제일까?

✚

문의 1) 초등 1학년 가슴 통증 호소: 처음에는 가슴 쪽 피부가 아프다더니 10분 뒤 다시 와서 가슴 안쪽이 아프다고 합니다. 체온, 혈압, 피부다 괜찮고 애가 웃으면서 뛰어 들어오네요. 그래도 담임선생님 연락해서 하교 조치하는 게 맞겠죠?

2) 초등학생: 오늘 아침 가슴이 아프다고 하고 보건실에 온 친구가 있는데 호흡곤란은 일단 없습니다. 또 오른쪽 가슴이 찌릿하다고 표현합니다. 일단 교실로 올려보냈는데 쉬는 시간 다시 찾아와서 아프다고 하여 우선 침상 안정시키고 있습니다. 좀 나아졌지만 아파서 수업을 듣지 못하겠다고 말하는데 어떻게 해야 할까요?

3) 중학생: 학생 한 명이 가슴에 압박감을 호소할 때는 어떻게 해야 할까요? 평소에 기저질환 없으며 V/S(활력징후: 혈압, 맥박, 호흡, 체온)은 모

두 정상으로 현재 침상 안정 후 경과 지켜보는 중입니다.

4) 고등학생: 학생이 체육 시간을 한 후 가슴이 아프다고 합니다. 숨 쉴 때마다 결리듯 아프다고 호소합니다. 산소포화도는 97~98% 정상으로 나오며, 숨 쉬는데 불편하지는 않다고 합니다. V/S 안정적입니다. 어디 부딪히거나 다친 적도 없다고 하는데요. 어떻게 해야 하나요?

보건실 간호 처치 방향

1) 가슴 통증 증상과 관련된 다양한 질환의 가능성 파악하기

소아 청소년기에 발생하는 가슴 통증은 기질적으로 심장질환을 앓고 있는 학생이 아니라면 대부분 근골격계 통증인 근육통인 경우가 대부분이다. 숨 쉬는 부분도 괜찮고, 산소포화도와 활력징후도 정상적이고, 특별히 어디 부딪혔던 외상이 있었던 게 아니라면 근육통일 가능성을 고려하면 좋다.

가슴 통증은 다양한 원인으로 발생할 수 있다. 먼저, 근골격계 및 신경 문제로 인해 통증이 생길 수 있다. 예를 들어, 갈비뼈나 늑연골, 가슴 근육 또는 가슴 신경의 이상 등이 원인이 될 수 있다. 폐와 관련된 염증으로 인해서도 가슴 통증이 발생할 수 있다. 늑막염이 대표적인 예시이다. 또한 소화기관인 위와 관련된 통증도 가슴 통증을 유발할 수 있다. 소화불량, 역류성 식도염, 위경련 등이 이에 해당한다. 그리고 우리가 가슴 통증이라

고 하면 생각하는 가장 중요한 원인이 되는 심장질환이 있다. 관상동맥 증후군, 부정맥, 협심증 등이 가슴 통증을 일으킬 수 있다. 마지막으로 심리적인 요인인 스트레스 상황이 가슴 통증을 유발할 수 있다. 이러한 가슴 통증 증상의 원인이 되는 다양한 질환의 가능성을 고려하여 학생의 가슴 통증 상태변화를 관찰한다.

2) 보건실에서 해줄 수 있는 실질적인 처치

호흡곤란이 있거나, 산소포화도 나 활력징후가 비정상적이거나, 특별한 외상이 있었던 경우가 아니라면 근육통인 경우를 고려하여 온찜질 팩을 적용한다. 바르는 파스 제제(타벡스겔과 같은 제품)를 발라 줄 수도 있다. 이러한 대처 후 통증이 점차 완화되는지 지켜본다. 보통 이 정도의 처치만으로도 근육통이면 통증이 완화되기 때문에 무엇을 더해주어야 할 필요 없이 충분하다. 중고등학생의 경우 근육통을 완화해 줄 수 있는 약물을 투약할 수도 있다. 이부프로펜과 같은 NSAID 계통의 진통제라든지, 보건실에 갖춰져 있는 타이레놀과 같은 진통제 또는 일반의약품 종류의 근이완제를 투약한 뒤 증상을 경과 관찰해 볼 수 있다. 여기에서 어린 초등학생들에게 경구투약은 최소화하기 때문에 약물을 주지 않는 편이다. 초등학생의 경우 경구투약을 해야 할 정도의 통증을 호소한다면 보호자와 연락 후 병원을 안내하게 된다.

위와 같은 처치를 했음에도 점차 통증 호소가 줄어들지 않고 심화한다면 그때에는 중고등학생이어도 보호자에게 연락하여 병원을 안내한다. 만약, 이때 활력징후(혈압, 맥박, 체온, 호흡)까지 비정상적으로 측정이 되는 상황이라면 119 후송을 바로 하여야 한다. 활력징후가 비정상적이라는 것은 정말로 심장 문제 가능성을 의심해야 하는 상황이기 때문이다.

가슴 통증을 호소하는 학생들이 온찜질이나 바르는 파스 처치로 통증이 완화된다면 근육통의 가능성이 있을 수 있다는 걸 학생에게 교육해 주면 좋다. 학생들은 가슴 근육을 쓰는 활동을 많이 하고도 그 부분을 인지하지 못할 때가 많기 때문이다. 철봉 매달리기, 팔씨름 등 다양한 활동을 하면서 가슴 근육을 쓰게 된 부분을 잘 모른다. 달리기할 때도 팔 앞뒤로 흔들면서 달리게 될 때 가슴 근육과 등 근육이 쓰이게 된다. 이러한 다양한 상체 동작을 통해 가슴 근육을 이용하게 된다는 사실을 교육해 주고, 운동 전과 후에 가슴 근육을 풀어줄 수 있는 스트레칭의 중요성도 알려주어 근골격계 문제로 인한 가슴 통증을 예방하는 방법을 교육하면 좋다.

6.

과호흡 시,
종이봉투 호흡이 도움이 될까?

문의　1) 선생님 혹시 팝스(체력검사)로 인한 과호흡 시 봉투 호흡을 해 주면 도움이 되나요?

2) 간호사 보수교육 이번에 들었는데 과호흡에 종이봉투 호흡은 사용하지 말라는 거 맞죠?

보건실 간호 처치 방향

과호흡 시 봉투로 인한 호흡은 과거에는 권장되었지만, 최근 연구 결과 봉투 사용은 이산화탄소 재흡수를 증가시켜 과호흡 증상을 악화시킬 수 있다는 것이 밝혀졌다. 따라서 최근에는 봉투를 사용하지 않고, 코와 입을 열어 주변 공기를 흡입하도록 권장하고 있다.

과호흡과 관련된 연구는 2000년대 초반부터 꾸준히 진행됐고, 특히

2010년대에 들어서면서 과호흡의 이해와 치료 방법에 관한 연구가 더욱 활발해졌다. 이러한 연구들은 호흡기학, 정신의학, 응급의학 등의 분야에서 진행되었으며, 과호흡 증상의 관리에 대한 새로운 접근법이 제시되었다. 그래서 과호흡 시 봉투 사용 여부에 대한 변화가 이루어졌다. 의료진들은 과호흡 증상을 완화하기 위해 주변 공기를 흡입하는 것이 더 효과적이라고 판단한다. 이러한 변화는 의학적인 연구와 임상 경험을 바탕으로 이루어지고, 과호흡 증상을 완화하기 위해 보다 효과적인 방법으로 응급처치 방법은 변화하였다.

효과적인 심폐소생술 방법도 기준 지침이 매번 연구를 통해 바뀌면서 개정이 된다. 이전에 심장 압박:인공호흡의 비율이 15:2였다가 30:2로 심장 압박 횟수가 늘어나기도 하고, 인공호흡이 꼭 필요(익수자, 질식과 같은 호흡기 기능이 먼저 멈춘 후 심정지가 일어난 경우 등)하지 않은 상황이면 가슴압박만 하는 부분이 생존에 더 효과적이라는 연구 결과를 바탕으로 응급처치 방법이 점차 변화하는 부분이 있다.

의학은 계속 연구되며 좀 더 생존에 효과적인 방법들이 변화되기 때문에 공부하고 익혀나가 이러한 응급처치 방법 변화에 대응해 나가야 한다.

이와 관련하여 과호흡 시 올바른 보건실 간호 처치 방향을 정리해 보자면, 비닐봉지나 종이봉투를 이용한 재 호흡 요법은 혈중 내 이산화탄소의 증가 효과보다는 혈중 산소분압의 감소가 더 심하게 나타나므로 사용하지 않는다.

비재호흡 마스크(의료용 산소를 줄 수 있도록 만든 마스크)가 있다면, 산소를 연결하지 않은 채 비재호흡 마스크를 이용하여 과호흡 시 응급대처를 해주면 좋고, 비재호흡 마스크가 없다면, 일반 일회용 마스크나 면 마스크를 이용할 수 있다. 이러한 마스크 사용은 주변 공기를 천천히 들이마시게 도움을 주어 혈중 내 이산화탄소를 농도를 적절하게 높일 수 있도록 도움을 준다. 이러한 마스크 종류들이 없다면 주변의 공기를 급히 들이마시지 않게, 천천히 호흡을 쉴 수 있도록 호흡법을 교육한다.

과호흡 시 호흡법은 보통 숨을 천천히 4초 정도 들이마시게 한 다음 7초 정도 멈추고, 8초 정도 천천히 내뱉을 수 있도록 한다.

천천히 숨들이 마시기(4초) → 멈추기(7초) → 천천히 숨 내뱉기(8초)를 할 수 있도록 한다.

또한, 과호흡의 원인이 되는 긴장 상황을 피하고, 안정된 환경에서 심호흡과 근육 이완을 할 수 있도록 도와주면 도움이 된다.

보건실 운영 시 학기 초 건강조사에서 발견된 요보호 대상자 중에 과호흡증후군이 있는 학생이 있다면 보건실에 비재호흡 마스크를 미리 갖춰두면 좋다.

공황 증상 발생 시 호흡곤란, 보건실 간호 처치 방향

1) 될 수 있으면 주변 자극이 없는 조용한 장소로 이동한다. 이동하는 것이 불가능한 상황일 경우에는 주변 학생들을 다른 곳으로 갈 수 있도록 한다.

2) 산소포화도를 측정하고 호흡에 이상 없음을 학생에게 먼저 인지시킨다. 산소포화도가 95~100% 사이가 정상 수치임을 알려준다. 간이형 산소포화도 기계를 학생이 보고 본인의 산소포화도가 정상 수치 사이에 있음을 직접 볼 수 있게 한다. 만약, 산소포화도가 95% 아래일 때는 바로 119에 연락하여 의료자문을 받는다.

3) 옆에서 호흡법을 지도한다. 안정된 상태에서 산소포화도 인지 후, 호흡법을 지도한다면 공황발작은 보통 10분 이내 완화되는 경우가 많다. 여기에서 호흡법은 혈중 이산화탄소 비율을 높이기 위해 숨을 최대한 가지고 있는 것이 주요 요점이다. 호흡할 때, 옆에서 숫자를 같이 세주면 좋다. 숨 천천히 들이마시고(4초), 참고(7초), 내쉬기로(8초) 숫자를 세어준다. 숨을 참고, 내쉴 때 7초와 8초가 길어서 학생이 힘들어한다면 숨을 들이마실 때와 같이 4초씩 숫자를 세어 호흡법을 조절한다.

4) 공황발작 증상 완화 후에도 학생이 불안감을 호소한다면 1교시 정도 보건실 침상 안정을 할 수 있도록 한다.

5) 공황장애 학생의 경우, 병원 진료를 통해 적절한 치료를 받는 것이 매우 중요하다. 공황발작이라는 응급상황에서 사용할 수 있는 약물을 처방받아 필요할 때 복용하는 방법을 교육하는 것이 도움이 된다. 발작 증상이 나타날 때 복용하는 응급 약물 이외에도 병원 진료를 받아 규칙적으로 약을 먹는다면, 일반적

으로 1~2개월 이내에 공황 발작 증상이 현저히 감소한다.

또한, 학생 스스로 응급약을 소지하고 있다는 사실 자체가 심리적인 안정에 도움을 준다. 공황 발작에 대처할 수 있는 수단이 있다는 사실은 학생의 심리적 안정에 긍정적인 영향을 줌으로 응급약을 소지하고 다닐 수 있도록 교육한다.

7.

먹지 말아야 할 걸 먹었어요!

문의 손소독제를 먹었다는데 어떻게 해야 하나요?

보건실 간호 처치 방향

손소독제에는 단순히 알코올이 약 70~80% 정도 함유되어 있고, 소량을 섭취하는 경우 크게 문제가 되지 않는다. 다만 고농도의 소독제를 한번에 많이 섭취하게 되면 급성 알코올 중독 반응이 나타날 수 있고, 해독 능력이 떨어지는 어린 학생이 많은 양을 먹었다면 위장 관계 증상인 구토, 복통 등의 증세가 나타나며 심하면 의식변화가 생기고 발작 증세가 있을 수 있다. 학생 상태가 괜찮아 보이고, 위장 관계 증상을 호소하지 않는다면 소량 삼켰을 가능성이 크다. 이때는 수분 섭취를 격려하는 등의 보존적인 처치를 하고 지켜보아도 괜찮다. 이후에 위장 관계 증상(오심, 구토, 복통, 속쓰림 등)이 발생하게 된다면, 병원 진료를 받을 수 있도록 학생에게 교육해 주면 된다. 초등학생의 경우 스스로 증상변화를 깨달을 수 있도록 발생할 수 있는 다양한 위장관계 증상들을 구체적으로 교육해 주는 것이 좋다. 그렇게 해야 학생들 스스로 증상변화가 있다면 보호자에게 이야기할 수 있고 집에서 이상이 발견되어도 빠른 대처가 가능하기 때문이다.

소량 섭취한 경우, 자연스럽게 소화기관에서 소화되고 배출되어 큰 이상은 없다.

문의 손 세정제 거품을 먹었다고 하는데요 어떻게 해야 할까요? 목이 따갑다고도 호소합니다.

보건실 간호 처치 방향

손 세정제나 비누와 같은 세정제는 염기성 제제이다. 강한 염기성은 점막에 자극이 될 수 있지만, 염기성인 제품이 식품으로 나오면 섭취를 하게 되므로 소량을 삼켰으면 문제는 없다. 알칼리성(염기성) 식품은 여러 가지 종류가 있다. 대표적으로 우유, 달걀흰자 등도 염기성 식품이다. 순간적으로 학생이 목이 따가운 느낌은 들 수 있겠지만 소량 삼킨 경우라면 생리식염수 가글과 수분 섭취를 통해 괜찮아지기도 한다. 만약 이후에도 목 불편감이 지속되거나 위장 관계 증상(오심, 구토, 복통 등)을 유발하게 된다면 병원으로 갈 수 있도록 교육한다.

문의 학생이 딱풀을 먹었다는데 괜찮을까요?

보건실 간호 처치 방향

딱풀에는 인체에 크게 해로운 성분은 없으니 위장 관계 관련 증상이 심하지 않다면 경과 관찰하며 지켜봐도 문제가 없다. 미온수 섭취 등의 수분 섭취는 가벼운 속쓰림과 소화불량 증상에 도움을 줄 수 있고, 딱풀 배출에 도움이 된다. 학생 본인이 생각하기에 시간이 지나면서 위장 관계 증상이 심해진다면, 그때에는 병원에 갈 수 있도록 교육하는 것이 보건실에서 대처할 수 있는 전부이다.

참고로 딱풀과 같이 식품이 아닌 물질들을 먹었을 때 다량으로 섭취를 했거나, 크게 위장관계 증상이 발생하지 않는다면 증상을 지켜보는 경우가 많다. 드문드문 가벼운 속쓰림을 호소할 때는 중고등학생의 경우 제산제(알마겔 등) 투약이 도움이 될 수 있다. 초등은 일반의약품이라도 제산제 투약이 필요할 정도로 통증을 호소한다면, 보호자와 연락하여 병원을 먼저 갈 수 있도록 하는 것이 더 안전하다. 때에 따라 보호자 동의하에 일반의약품인 제산제를 먹이고 지켜볼 수도 있다.

보건실 간호 처치 방향

수분 섭취를 통해 방습제인 실리카겔이 자연스럽게 위장을 거쳐 대변으로 빠져나갈 수 있도록 한다. 실리카겔은 모래와 비슷한 이산화규소로 만들어져 화학적으로 안정된 물질이다. 그래서 체내에서 분해되지 않고, 독성을 가지지도 않는다.

그러나 다량 섭취할 경우, 실리카겔은 수분을 흡수하여 제습하는 역할을 하므로 위와 장에서 수분을 흡수한다. 실리카겔이 수분을 흡수하여 부풀게 되면, 이로 인해 소화기관이 막히는 문제가 발생할 수 있다. 이러한 이유로 실리카겔에는 '먹지 마세요'라는 문구가 인쇄되어 있다. 그러나 화학적으로 안정된 물질이기 때문에 실리카겔을 소량 실수로 먹을 때에는 몸에 해가 되지 않고 그대로 배출되는 경우가 많으니 너무 걱정할 필요는 없다. 그래서 소량 섭취하였으면 충분한 수분 섭취를 통해 자연스럽게 체내에서 배출될 수 있도록 도와주는 것이 좋다.

다만, 방습제를 다량 섭취하면 실리카겔이 부풀어 장폐색을 유발할 수 있으므로 장폐색의 증상변화를 잘 관찰해야 한다. 장폐색일 경우 복통, 구토, 심한 변비, 복부에 가스가 차는 증상이 나타날 수 있다. 그러므로 심한 복통과 구토 증상이 있으면 빠르게 병원에 갈 수 있도록 한다. 다량의 실리카겔이 장내에서 부풀어 장을 막을 수 있기 때문이다. 장폐색은 장이 막혀서 내용물이 통과하지 못하는 증상으로 진단과 치료가 늦어지면 장이 괴사하고, 천공과 같은 합병증이 생겨 생명에 지장을 줄 수 있다. 응급 수술이 필요한 상태일 수도 있으므로 이러한 증상변화가 있을 때는 반드시 병원에 갈 수 있도록 안내하고 교육한다.

여기에서 가끔씩 파란색 색소를 첨가한 실리카겔을 볼 수 있는데, 이 파란색 색소에는 암을 유발할 수 있는 독성 화학 물질인 염화코발트 성분이 함유되어 있으므로 구토 증상이 심하게 나타날 수 있다. 이때에는 바로 병원으로 가서 위세척 및 다른 처치를 통해 빠르게 실리카겔을 제거할 수 있도록 병원 이송을 하는 것이 좋다.

문의 선생님, 오전에 운동장에서 수업할 때 화단에 있는 비료 포대에서 튄 비료 한 알을 먹었다고 하는 학생이 있습니다. 비료 한 알이 튀어서 삼키고 구토하였는데도, 계속 속이 안 좋다고 합니다. 무엇을 해주어야 할까요?

보건실 간호 처치 방향

일반비료라고 하면 크게 문제가 없이 소화되고 배출이 된다. 그런데, 비료 중에 유박비료인 경우 그 유박비료 안에 '리신'이라는 성분이 청산가리와 유사한 성분이므로 소량을 먹어도 구토와 복통 등의 증상이 나타나고 심하면 위세척까지 해야 하는 상황이 올 수 있다. 비료를 확인한 후, 유박비료이고 학생이 지속적으로 불편감을 호소하면 응급실을 내원하거나 소화기내과 등 병원에서 처치를 받을 수 있도록 빠르게 안내하는 것이 좋다.

보건 업무 도움방에서 위와 같은 답변을 받은 후 해당 보건 선생님은 비료가 유박비료인지 확인을 해보았고, 유박비료임이 확인되어 담임선생님과 연락 후 학생 보호자와 연락이 되어 병원을 바로 갈 수 있도록 안내하였다.

8.

코피야, 멈춰라!

✚

문의 **문의** 1) 선생님 우리 학교에 작년부터 비 출혈(코피)이 심해서 대형병원 시술도 여섯 번이나 받았음에도 코피 한번 터지면 출혈이 심하고, 코피가 멈추지 않아 목뒤로 넘어가는 학생이 있습니다. 학교가 시골에 있어서 119도 20분이 걸립니다. 선생님들은 코피 안 멈출 때 칼토스테이트(kaltostat) 말고 다른 방법 이용하는 게 있으실까요?

2) 선생님, 초1 학생이 코피로 다섯 번 보건실 왔는데 올 때마다 지혈이 잘되지 않아(10분 정도) 칼토스테이트로 여러 번 막아야 지혈되는 학생이에요. 학부모님께 코피가 자주 나고 지혈이 잘되지 않는다고 상황 안내했는데요. 이럴 때 보건실에서 더 이상 딱히 해줄 건 없는 거죠?

칼토스테이트는 지혈에 사용되는 성분으로, 혈관을 수축시켜 지혈을 돕는 역할을 한다. 그래서 코피가 나는 부위에 적용하면, 혈관을 수축시켜 출혈을 멈추게 해준다. 그런데, 이런 칼토스테이트가 나의 경험상 소량의 코피는 잘 멈추게 하는데, 코피가 많이 날 때에는 생각보다 지혈이 잘 안되었다. 다량의 코피가 날 때 가장 효과적인 건 손으로 압박, 얼음찜질을 적용하는 것이었다. 손으로 오랫동안 압박하는 부분이 중요하여 초반 10분 동안은 손을 떼지 않고 압박해야 한다. 여기에서 보건실 여건상 보건교사 한 명이 이 학생을 10분 이상 코피를 지혈하고 있으면, 다른 학생들의 처치를 할 수가 없다. 그래서 초반 10분 이상은 정말로 떼지 않고 손으로 압박을 충분히 하고, 그런데도 계속 지혈이 되지 않으면 솜에 바셀린을 듬뿍 묻혀 코안에 딱 맞게 집어넣고 그 위에 얼음찜질 대고 있으라고 한다. 그러면 보통 20분에서 30분 사이에 코피는 멈춘다.

비 출혈이 심할 때는 바셀린 바른 치과 지혈 솜(긴 원통 모양의 솜)으로 코안에 넣어 막는다. 추가로 조그마한 약 시럽 통(20cc, 30cc 정도의 크기)에 물을 채우고 얼려서 코에 대면, 콧등 위에 크기가 잘 맞아 지혈이 효과적으로 이루어질 수 있다. 칼토스테이트는 혈관을 수축시켜 지혈하는 역할을 하는데, 얼음찜질도 유사한 효과를 가질 수 있다. 얼음찜질은 코 전체에 차가움을 전달하여 혈관을 수축시키고, 코피를 지혈하는 데 도움이 된다. 이는 칼토스테이트를 코안에 넣어서 특정 부위에만 작용하는 것보다 더 넓은 범위의 혈관을 수축시킬 수 있으므로 코피 지혈에 더 효과적인 느낌이었다.

또한, 코피가 날 때 바셀린을 사용하면 코점막의 건조를 막아주고, 코피가 나는 부위를 보호해 주는 역할을 한다. 코피가 나지 않는 평소에도 바셀린을 도포를 해주면 코점막을 부드럽게 만들어 주어 코피가 나는 것을 예방하는 효과도 있다.

코피는 비강 내부가 건조해지는 경우 주로 발생한다. 실내에서 난방기를 사용하거나, 건조한 환경에서 생활할 때, 감기나 알레르기로 인해 코가 막혀서 호흡이 어려워질 때 코피가 자주 발생할 수 있다. 따라서 코피가 자주 나는 학생들은 더더욱 비강 내부의 점막이 건조해지지 않게 관리해 주는 것이 중요하다. 왜냐하면, 비강 내부의 점막이 건조해지면 자극에 민감해져 사소한 충격에도 코피가 발생할 가능성이 커지기 때문이다. 이러한 부분들을 학생에게 알려주며 평소 코점막이 건조해지지 않는 코피 관리 방법을 교육하면 좋다. 이미 대형병원에서 코안 혈관 소작술을 받은 상태에서도 코피가 자주 난다면 평소 학생의 생활 습관을 확인해 본다. 코를 건조하게 만드는 습관을 교정해 나가고, 평소에 틈틈이 바셀린을 코안에 바를 수 있도록 교육해 주는 것도 좋다.

9.

손가락도 소중해요

✚

손가락 작은 부위만 벌에 쏘였어요. 꼭, 병원에 가야 하나요?

손가락 부위에 벌이 쏘인 경우, 대부분 국소적인 반응이 나타나므로 생명에 위협을 주는 경우는 많지 않다. 그러나, 통증이나 붓기가 작은 부위에만 머물러 있더라도 벌에 쏘인 경우는 대부분 약물치료가 필요하므로 병원을 방문할 수 있도록 안내한다. 때에 따라 손가락 부위만 벌에 쏘인 것이라고 하더라도 전신 알레르기 반응으로 나타날 수 있다. 전신 알레르기 반응인 호흡곤란, 혈압 강하 소견이 관찰된다면 즉시 119에 신고하고 응급실을 방문해야 하는 상황이다. 그러나 손가락인 국소 부위에 벌을 쏘인 부분 하나만으로는 전신 알레르기 반응까지 나타나는 경우는 드물긴 하다. 그러므로 보건실에서 응급처치를 진행한 후 증상변화에 따라 병원을 안내하면 된다. 대부분 보건실에서 처치를 진행한다면 손가락 국소 부위의 벌 쏘임 증상은 완화되어 갈 것이다. 증상이 악화하지 않는다면, 방과 후에 병원을 갈 수 있도록 학생과 학부모에게 안내해 주면 된다.

벌에 쏘였을 때 보건실에서 처치하는 방향으로는 벌침이 있는 상태라면 벌침을 제거해야 한다. 이때 핀셋이나 손으로 잡아 빼면 벌침 끝에 있는 독을 짜주는 것이 된다. 그러므로 무언가를 집어서 빼지 않도록 하고, 카드나 얇고 단단한 것으로 밀어서 제거한다. 벌침을 제거하고 나면 비누로 씻어 낸다. 비누로 씻어 내는 이유는 우리 주변에 있는 벌들은 꿀벌인 경우가 많고 꿀벌의 벌침 독은 산성이기 때문에 알칼리성인 비누로 독을 중화시키는 역할을 한다. 그리고 2차적인 감염도 세척을 통해 예방할 수 있다. 여기에서 꿀벌인지 확인되지 않는다면 비누로 씻는 부분은 권장되지 않는다. 왜냐하면 벌의 종류에 따라 벌침의 독이 알칼리성일 수 있어 자극이 더 심해질 수 있다. 말벌의 독은 알칼리성이기 때문에 쏘인 부위를 비누로 씻지 않고, 흐르는 깨끗한 물에 부드럽게 씻어 낸다. 그러므로 벌 종류를 모를 때는 안전하게 물로만 씻어 내는 것을 권장한다. 이후, 벌에 쏘인 부위의 부풀어 오름과 소양감, 통증 등을 완화하기 위하여 얼음찜질하면 도움이 된다. 마지막으로는 항히스타민 제제 사용을 고려해 볼 수 있다. 서버쿨키드 크림, 리카 에이, 제올라 크림 등 벌레에 물렸을 때 바르는 항히스타민 제제 연고를 도포하면 국소 부위 알레르기 반응을 감소시킬 수 있다. 알레르기 반응이 국소 부위보다 조금 더 심하게 올라온다면 중고등학생의 경우 지르텍과 같은 항히스타민 제제 일반의약품 경구투약도 고려해 볼 수 있다. 여기에서 초등학생은 경구투약은 하지 않고 병원에서 정확한 진단과 처방을 받아 약을 먹도록 하는 편이 안전하다. 초등의 경우,

경구투약이 필요할 정도의 증상 변화가 있다면 학부모와 연락해야 한다. 그래서 경구투약 전 학부모와 통화를 하게 되므로 병원 안내를 먼저 한다.

손가락, 발가락 가시를 쉽게 제거하는 방법이 있나요?

학생들은 종종 얇은 나무 가시들이 손가락이나 발가락에 박혀서 오는 경우가 있다. 핀셋으로 그냥 뽑아 보기도 하고, 잘 나오지 않는 경우 일회용 주삿바늘도 사용하고, 가시가 작아 보이지 않을 때는 돋보기를 사용하기도 한다. 여기에서 가시를 좀 더 손쉽게 제거하는 방법을 소개해 보고자 한다. 가장 먼저, 가시를 제거하기 위한 좋은 도구들이 필요하다.

첫 번째 도구는 18G 바늘이다. 18G 바늘은 주삿바늘 중에 가장 큰 크기여서 가시 제거에 잘 활용할 생각을 못 하지만, 가시 제거 시에는 18G 굵고 힘 있는 바늘이 가장 좋다. 일부러 가시를 제거하기 위해 작은 24G 바늘을 보건실에서 구매하는 경우가 많으나 추천하지는 않는다. 작은 24G 바늘은 손에 잘 잡히지 않고, 가늘어서 휘어지기 쉬워 안정적으로 가시를 제거하기 어렵다. 큰 18G 바늘의 끝이 좀 더 날카롭고 힘이 있다. 그러므로 흔들리지 않고 한 번에 안정적으로 박혀있는 가시를 제거할 수 있다.

두 번째 도구는 탁상용 돋보기이다. 책상이나 탁자 위에 놓아둘 수 있는 큰 돋보기가 필요하다. 이는 보건교사 손으로 들고 사용하지 않아도 되는 장점이 있다. 양손을 모두 가시를 제거하는 데 집중할 수 있도록 탁상용 돋보기를 활용한다.

세 번째 도구는 등받이가 있는 회전의자이다. 학생들이 편안한 자세로

앉아 가시 제거 처치를 받을 수 있도록 너무 높지 않고, 등받이가 있는 회전의자가 필요하다.

이렇게 가시 제거를 위한 좋은 도구들이 갖추어져 있다면, 지금부터는 본격적으로 가시를 잘 제거하는 방법이 있다. 가시를 제거하는 방법은 주삿바늘의 뾰족한 부분으로 가시 옆 표피를 찔러서 끊는 형식으로 뜯어내면 가시가 쑥 빠져나온다. 이때, 피가 나지 않도록 주의하여 바늘을 사용해야 한다. 바늘을 사용할 때는 돋보기와 같은 보조 기구를 활용하여 가시 옆에 있는 표피만 정확하게 끊어낼 수 있도록 해야 한다. 이렇게 하면 출혈이 일어나는 빈도를 줄일 수 있다.

그리고 학생들에게 가만히 있으면 아프지 않다는 것을 강조하고, 가시 주변 표피를 살살 뜯어낸 후에 가시가 표피 위로 어느 정도 올라와 있으면 핀셋으로 뽑아 주면 좋다.

추가 문의 초등학생은 18G 큰 바늘 보고 겁먹어서 가시 제거 시도를 못 할 것 같은데요?

답변 24G를 사용하다 18G를 사용하면 큰 차이를 느낄 수 있다. 한 번에 짧게 가시 제거가 끝이 난다. 24G 바늘을 사용하다 보면 한 번에 못 뺄 때가 있어서 결국 여러 번 시도하는 경우가 생긴다. 학생에게 가시에 찔리면, 전혀 안 아프게 뺄 수 없음을 설명하고 가시 찔렸을 때만큼 아프다고 설명을 한다. 그 이후 최대한 안 아프게, 빠르게 빼보도록 노력하겠다는 추가 설명을 하고 제거하면 좋다. 그래도 울면서 빼지 않겠다고 한다면, 나중에 빼고 싶은 마음이 다시 생기면 오라고 한 후, 학생에게 생각할 시간을 주는 것도 좋은 방법이 된다. 학생 동의 없이 무리하게 제거했다가 민원의 원인이 될 수 있으므로 충분히 설명한다.

학생은 두려운 감정보다 가시가 박혀 불편함이 더 크다고 느낄 때 제거를 원하게 된다. 이러한 감정이 들 때 가시 제거를 하면 좋다. 초등학생들은 가시를 뽑는 과정에서 무서워하지만, 한 번에 빠르고 짧게 끝나면 안 아프다고 말하며 매우 만족스러워한다. 두려워하다가 가시가 제거되고 나면 엄지척을 올리며(최고라는 표시) 의기양양한 모습으로 보건실을 떠난다. 이렇게 학생들이 가시 제거에 대한 두려움을 극복하고, 가시 제거에 성공하여 안도감을 느끼는 것을 보면 참으로 사랑스럽다. 이러한 학생들의 귀여운 모습에서 기쁨을 느끼기도 한다.

보건실에서는 2차 감염 위험성에 대해 생각해야 하므로 침습적인 처치는 하지 않는다. 그래서 바늘을 사용할 일은 거의 없다. 가시 제거의 경우 병원을 보내기에는 애매하고, 가시가 계속 박혀있으면 학생들이 불편감을 많이 호소함으로 이 부분만 예외적으로 일회용 소독된 바늘을 사용하고 한번 사용한 바늘은 버린다.

10.

상처 관리도 쉽지 않다

상처에 노란 '농'이 두텁게 생겼어요

문의 학생이 이런 상처 상태로 보건실에 방문했습니다. 집에서 치료하다가 진물이 많이 나서 왔다고 합니다. 집에서는 밴드를 하고 있다가 진물이 많이 나서 밴드를 떼어내고 있는 상태라고 합니다.

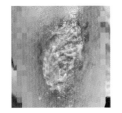

[현재 상처 상태 파악]

상처가 깨끗하지 않고, 농이 두텁게 생긴 상태. 상처가 처음 생겼을 때 최초에 세척–소독 단계 없이 바로 연고를 도포하거나, 흡수되지 않는 밴드 또는 습윤 드레싱을 바로 했을 때 이런 상태가 잘 발생한다.

보건 선생님마다 세척-소독-드레싱을 어떻게 하는가는 각자만의 노하우가 있고, 차이가 있다.

나는 학교에서 상처 세척이 필요할 때, 주로 흐르는 물에 세척한다. 보건실에는 세족기와 세면대가 있어 상처 세척에 최적화된 시설을 갖추고 있다. 면적이 넓은 찰과상의 경우에는 생리식염수를 사용하는 것보다 흐르는 물에 깨끗하게 씻어 내는 것이 효율적이다. 학교에서 상처가 생긴 경우 보통 운동장의 모래와 흙이 상처에 박혀있는 경우가 많다. 그래서 생리식염수보다는 모래나 흙이 묻은 부위를 깨끗하게 씻어 내기 위해 거품 비누 사용과 함께 흐르는 물로 씻어 낸다. 생리식염수로도 찰과상 부위를 씻어 내는 데 사용할 수 있지만 많은 양이 필요하다. 생리식염수를 활용하게 될 때는 압력을 주어 씻어 낼 수 있도록 빈 주사기를 활용하여 세척하기도 하고, 빈 물약 병에 생리식염수를 넣고 짜면서 사용하기도 한다. 위와 같이 농이 두텁게 생긴 상태에서는 멸균된 거즈에 생리식염수를 적셔서 닦아내 듯이 농을 제거하거나, 생리식염수를 주사기나 빈 물약 병에 넣어 압력을 주고 농을 씻어 낼 수 있도록 하는 것이 좋다. 만약에 위와 같은 상처에서 농이 두터워 세척으로 농이 잘 제거가 안 될 때는 손에는 반드시 의료용 폴리 글러브(의료용 장갑)를 착용하여 상처치료를 시작해야 한다. 생리식염수 적신 거즈를 상처 농부위에 전체적으로 덮어 상처 부위가 촉촉하게 만들어질 때까지 충분한 시간을 기다린다. 그리고 그 이후, 생리식염수가 적셔진 거즈로 살짝씩 닦아내어 제거하면 쉽게 농을 씻어 낼 수 있다.

상처를 관리할 때 가장 기본이 되는 소독과 세척을 소홀히 하지 않고, 꼼꼼하게 하는 것이 중요하다. 상처 세척과 소독이 잘되지 않은 상태에서, 이후 연고와 밴드 처치만 하는 것은 오히려 상처의 상태가 완화되지 않고 악화할 수 있다.

위와 같이 농이 두텁게 생긴 상태의 상처는 포타딘 볼(흔히 말하는 빨간 소독약)을 활용하여 소독한다. 누르스름한 농을 깨끗하게 씻은 이후 포타딘 볼을 활용하여 상처 부위를 소독한다. 학생이 상처 소독할 때 아프다고 할 수 있으니 그 부분을 설명하고 조심스럽게 소독을 진행하면 좋다.

포타딘은 살균 가능한 균주 범위가 넓다. 과산화 수소수나 알코올 등과는 비교가 안 될 정도로 살균 가능한 균주의 범위가 넓어서 멸균이 필요한 수술실에서 사용하는 소독약이다. 다만, 포타딘 성분 중의 하나인 아이오다인의 체내 흡수 가능성에 유의해야 한다. 그래서 신생아 제대 소독에는 절대 사용하지 않는 소독약이기도 하다. 또한, 상처 살균력이 강한 만큼 상처 조직에 대한 손상도 발생시킬 수 있어 상처 회복을 지연시킬 수 있는 단점이 있다. 그래서 나는 상처의 상태를 파악하여 소독 제품을 다르게 쓰는 편이다. 가벼운 깨끗한 상처에는 클로르헥시딘 성분이 주된 소독 성분인 애니클렌이라는 소독 제품을 활용하여 소독을 주로 한다. 그리고 학생들의 모래와 흙 묻은 상처, 바닥 아스팔트에 쓸린 상처 등에는 포타딘을 활용하여 소독한다. 이때는 포타딘에 의한 상처 조직의 손상보다 세균감염으로 인한 상처 회복이 더 어려울 것이 예상되는 상처이다. 그래서 포타딘 소독으로 세균을 소독할 때 상처 회복에서의 얻는 이득이 더 크다고 생각하여 포타딘을 활용하여 소독한다.

이렇게 세척과 소독을 꼼꼼히 진행했다면, 후시딘과 같은 항생제 성분이 있는 연고를 도포하고, 거즈로 드레싱을 한다. 여기에서는 마데카솔 연고 중에 항생제 성분이 들어 있지 않은 연고는 염증 소견이 있어 농이 많이 있는 상처에는 적절하지 않다.

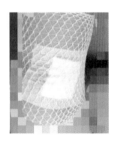

연고를 바를 때에는 거즈가 상처에 붙는 것을 방지하도록 충분히 도포한다. 그 후, 삼출물 흡수가 잘되는 거즈로 덮어 넓은 패드형 반창고로 를 붙여 고정한다. 그리고 만약 관절 부근의 상처라면 관절이 움직이면서 밴드가 잘 떨어질 수 있으므로 그물과 같은 모양의 거즈, 고정용 망 붕대를 활용(서지넷, 에어넷)하여 밴드가 떨어지지 않도록 고정을 해줄 수 있다.

농이 있는 상처는 염증 소견이 보이는 것이니, 병원에서 항생제 복용 치료가 필요할 수 있다. 항생제 처방 치료가 필요할 수 있음을 설명하고 병원을 가볼 수 있도록 학생에게 교육한다. 그런데 보통, 이렇게 가정에서부터 관리가 안되어 보건실에 학생이 방문하는 경우 병원에 가라고 교육을 해도 병원에 가지 않는 경우가 많다. 그러므로 다음날 한 번 더 보건실에 와서 상처 변화를 확인할 수 있도록 하는 것이 좋을 수 있다.

학생의 깨물린 상처와 연고 처치를 원하는 학부모?

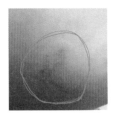

문의 친구한테 턱 부분이 깨물려서 왔는데 외상은 없고 피부 내출혈로 멍, 쓸린 상처가 있었습니다. 식염수로 닦아주었고 냉찜질을 하였습니다. 그리고 얼굴이라 이지덤을 부착했습니다. 후시딘 연고를 발라주기에는 쓸린 상처고 얼굴이라 흉이 생기지 않도록 이지덤을 부착했습니다. 멍 때문에 타박스겔 도포를 고려해 보았는데, 쓸린 상처가 함께 있어서 따가움을 호소할 수도 있어 타박스겔은 발라주지 않았습니다. 간호 처치를 잘한 게 맞을까요? 학부모님께서 본인이 간호사라서 잘 아는데, 이지덤을 붙이는 게 아니라 연고를 발라야 하는 거 아니냐고 문의가 왔습니다.

보건실 간호 처치 방향

사람 깨물림은 동물 깨물림과 같은 방향성으로 간호 처치를 진행한다. 물린 상처는 입안 세균에 의해 다른 상처보다 감염 가능성이 크다. 따라서, 감염 가능성을 염두에 두고, 상처 소독과 세척을 가장 중요하게 생각하여 간호 처치를 진행한다. 이와 같은 경우에는 얼굴 상처임으로 생리식염수로 충분히 씻어주고, 포타딘보다는 클로르헥시딘 제제의 소독약(애니클렌)을 활용하여 소독하면 좋다. 왜냐하면, 베타딘은 소독력이 강하여 자극이 강하고, 정상적인 세포까지 파괴할 가능성이 있고, 노란색의 색상이 얼굴에 착색을 남길 가능성도 있다. 그래서 다른 몸과 달리 얼굴 상처에는 되도록 사용하지 않는다. 다만, 물린 부위가 팔과 다리 등 몸 부위이고, 상처의 깊이가 위에 사진보다 더 깊이 상처가 찢어지듯이 난 상황이라면 정상적인 세포파괴의 가능성보다 감염 가능성을 좀 더 줄이기 위해 포타딘 소독을 진행하게 된다.

  이렇게 세척과 소독이 일차적으로 잘 이루어졌다면, 그다음은 이지덤을 적용하셔도 괜찮고, 항생제 연고를 도포하고 드레싱 밴드로 마무리해도 괜찮다. 위에 보내 주신 사진처럼, 얼굴 상처 깊이가 깊지 않고 얕은 찰과상이라면 감염 가능성은 깊은 찰과상에 비해 떨어진다고 판단 할 수 있다. 그래서 이런 경우, 얼굴 상처는 흉터 가능성을 고려하여 이지덤을 처치해주는 것이 더 좋을 수 있다. 간호 처치 방법에 있어서 정확한 정답은 없다. 여기에서 흉터 가능성 이외에 감염 가능성을 좀 더 중점을 두고 보았다면 항생제가 포함된 연고인 후시딘 연고 종류를 듬뿍 도포하고 드레싱을 마무리해도 된다. 즉, 이지덤으로 처치를 하던 항생제 연고로 처치하던 세척과 소독이 잘 되어 있다면 크게 상관없는 부분이다. 아마 학부모님께서는 물린 상처이니 아무리 얕은 찰과상이라도 감염의 가능성을 조금 더 고려하여 항생제 연고를 도포하는 게 더 좋다는 의견이었을 것 같다.

  그리고 여기에서는 깨물린 것만으로 바로 당장 병원에 가야 하는 상황은 아니다. 그러므로 조퇴해서 바로 보호자와 함께 병원에 갈 수 있는 상황이 아니라면 방과 후에 병원을 갈 수 있도록 안내한다. 물린 상처는 얕게 나타났더라도, 입안 세균에 의해 감염 가능성이 다른 상처보다 높으므로 병원에 방문하여 항생제 치료 여부가 필요할지 판단을 받아 볼 수 있도록 안내하는 부분이 필요하다. 상처 감염 징후인 상처 부위의 발적, 열감, 붓기, 통증 및 감염으로 나타날 수 있는 전신증상(오한, 발열 등)이 나타나면 이때는, 반드시 병원에 갈 수 있도록 구체적으로 교육하면 좋다.

학부모 문의에 대한 대처 방향

이런 부분에 있어서 문의가 들어오는 건 정말로 그 처치 방향에 있어서 불만인 부분도 있겠지만, 그 부분보다는 그냥 아이가 다친 게 속상한 것이다. 이러한 상처는 어찌 보면 상황판단에 따라 다를 수 있겠지만 연고를 발라도 되고, 이지덤을 붙여도 되고 둘 다 맞는 처치이다. 얼굴 상처가 나면 보통 흉지지 않도록 신경 써서 이지덤을 붙여드리는 경우가 더 많다. 그리고 이지덤이 연고보다 더 비싼 제제여서 오히려 얼굴 상처인데 이지덤을 안 붙이면 흉지면 어떻게 할 건지, 민원이 더 많이 들어오기도 한다.

해당 학부모님은 본인 아이가 친구에게 턱 부분이 물려 다친 부분부터 속이 상할 것이다. 보건실에서 진행한 처치 부분도 마음에 들지 않고, 차라리 처음부터 친구에게 깨물릴 일이 생기지 않도록 신경을 썼어야 하지 않나 하는 생각도 있을 것이다. 그러니 이런 부분에 너무 신경 쓰지 않고 원래 하던 간호 처치 방식으로 각자의 판단에 맞게 진행하면 된다.

학부모님에게는 다친 아이에 대해 표현하는 속상한 마음을 충분히 공감해 준다. 그 후에 선생님이 한 처치 방향과 생각을 차분히 전달한 후 앞으로는 더 신경을 써서 학생 얼굴 상처를 살펴보겠다고 마무리한다면 조금 더 원만하게 문제 상황이 해결된다. 이런 상황에서는 선생님께서 잘 못 처치한 부분이 없는데 죄송하다는 말을 먼저 하지는 않는 것이 좋다. 죄송하다는 말이 잘못된 처치를 한 게 맞는다는 것으로 인정하는 부분이 되어버리기 때문이다. 잘못된 처치로 인식되어 버리면, 학부모님께서 앞으로 보건교사의 처치를 신뢰하지 못하게 되는 상황이 올 수 있다. 그러므로 정말로 잘못된 처치가 아니라면 죄송하다는 말 대신, 학부모님의 속상한 마음에 대한 공감과 앞으로 학생을 잘 살펴보겠다. 어머님께서 원하시는 처치 방향이 있다면, 이 학생에게는 그 부분을 적용하겠다는 등의 따뜻한 말로 마무리하는 것을 추천한다.

봉합이 필요한 상처의 기준?

보건실에서 다양한 상처들을 보게 되는데, 그때마다 봉합이 필요해서 병원을 보내야 하는 상처인지 아닌지 구분이 모호할 때가 많이 있다. 봉합할 정도는 아니라고 판단해서 병원 안내를 안 하면, 학생이 병원에 방문해서 봉합하고 오는 경우가 있다. 이런 경험에 따라 봉합할 가능성이 있다고, 안내해서 보내면 봉합은 하지 않고 상처치료만 하고 오는 경우도 종종 있다. 그래서 '보건실에서 상처를 확인하고 봉합의 필요성을 판단하기 위한 기준이 명확히 있을까?' 고민해 보았다. 다양한 경험을 통해 학부모님들의 민원 사항을 줄이기 위해 노력했지만, 의사마다 다른 봉합 기준이 힘들었다. 그래서 결국에는 조그마한 상처에도 과잉 대처로 보건실에서 병원을 안내하는 경우가 많아졌다. 그러던 와중에 코스모스메딕에서 진행하는 연수를 듣게 되었고, 그때 들었던 내용이 도움이 많이 되어 그 부분을 정리해 보고자 한다.

　상처를 확인하고 봉합의 필요성을 보건교사가 판단하기 위해서는 상처의 길이와 깊이를 잘 확인 할 수 있도록 준비해야 한다. 상처를 깨끗하게 세척하고, 지혈이 어느 정도 된 이후 판단이 들어가야 한다. 상처가 피와 흙으로 덮여있으면 상처의 크기와 깊이를 확인하기가 힘들기 때문이다. 그리고 출혈이 있더라도 상처에 있는 이물질을 제거하고 감염을 줄이기 위해 세척이 중요하다. 세척 후에도 지혈이 되지 않는 경우, 5~10분 동안 적절한 압력으로 지혈을 시행한다. 대부분은 적절한 압력을 주어 지혈을 하면 출혈은 서서히 멈춘다. 어느 정도 지혈이 되었다면, 상처의 길이, 깊이 및 찢어진 형태를 확인할 수 있다.

　이때, 의사마다 다르겠지만 대략 봉합이 필요한 기준은
　첫 번째, 상처의 길이가 1cm보다 긴 상처.
　두 번째, 상처의 깊이가 0.5cm보다 깊은 상처. 상처의 깊이가 0.5cm보다 깊다면 상처가 벌어져 있는 상태이거나, 상처 옆을 짚고 벌렸을 때 상처가 열린다면 봉합이 필요할 가능성이 크다.
　세 번째, 상처 아래로 노란색의 지방조직이나 근육이 보이는 경우.
　네 번째, 5~10분 이상 지혈하였음에도 출혈이 지속되는 경우.
　봉합이 필요한 상처로 판단한다. 봉합이 필요한 경우 가능한 8시간 이내에 의료진의 일차 처치를 받아야 하며, 24시간 이내에 봉합을 받도록 해준다면 예후에는 크게 지장이 없다. 지금 여기에서 설명되는 봉합의 기준은 절대적인 기준은 아니다. 의료진마다 상처의 양상이나 상황에 따라 판단은 달라질 수 있다. 의료적 판단은 절대적인 기준이 정해져 있지 않으므로, 제시된 기준을 참고하여 학생의 상황에 따라 융통성 있게 판단하면 좋다.

그리고 여기에서 중요한 건, 학부모에게 보건교사의 판단을 설명하는 부분이다. 의료진마다 기준이 달라서 치료 방향은 다를 수 있으나 보건교사는 위와 같은 기준에 의해서 봉합 가능성을 판단했고, 병원에 가서 정확한 의사의 진단을 받고 치료를 받을 수 있도록 안내를 하는 것이 좋다. 이렇게 기준을 가지고 학부모님에게 판단과정을 설명하는 것이 보건교사 의료인의 전문성과 신뢰감을 높일 수 있다.

이렇게 봉합이 필요하다고 판단이 된 경우, 보건교사는 가능한 8시간 이내에 의료진의 일차 처치를 받을 수 있도록 병원 안내를 해주면 좋고, 늦어도 24시간 이내에는 봉합을 할 수 있도록 하는 것이 상처 예후에 있어서 좋다. 봉합이 필요한 상처의 경우에도 8시간 이내에 일차적인 의료적 처치를 받으면 예후에 차이가 없으므로 병원 이송이 긴급한 상황은 아니다. 그리고 보건실에서 일시적으로 스테리스트립을 이용하여 벌어진 상처를 고정하는 봉합에 가까운 일차적 처치까지 받았다면 봉합이 조금 더 지연되어도 예후는 괜찮다. 그러나 보건실은 의료기관이 아니므로 스테리스트립을 이용한 일차적 처치를 하였더라도 8시간 이내로는 병원에 방문할 수 있도록 설명하는 것이 좋다.

병원을 안내할 때는 피부과는 안내하지 않는다. 피부과는 외과가 아니므로 봉합하지 않는 경우가 많다. 벌어짐이 있거나 표피가 움직이는 상처는 의사 판단에 따라 봉합을 하는 경우가 있으므로 봉합이 가능한 일반외과, 정형외과, 성형외과(얼굴의 경우)를 갈 수 있도록 안내하는 것이 좋다. 출혈이 멈추지 않는다면 응급실을 안내하기도 한다. 보건교사가 판단하기에 봉합할 만한 상처가 아닌 것 같아도, 의사의 판단은 다를 수 있고, 항생제 치료가 필요해 보이거나 파상풍의 우려가 있을 수 있으니 깊이가 있는 상처라면 병원을 이후에라도 갈 수 있도록 반드시 설명한다.

문의 다섯 번째 손가락 표피가 벗겨져 움직이고, 출혈이 있었던 상태. 습윤 드레싱 (Wet dressing) 적용 후 바로 병원으로 갈 수 있도록 보호자에게 안내함.

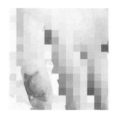

보건실 간호 처치 방향

1) 생리식염수(N/S)나 흐르는 물에 상처를 깨끗하게 세척한다.
2) 출혈이 지속된다면, 깨끗한 거즈를 상처 위에 덮고 5~10분 정도 지혈한다.
3) 지혈이 끝난 이후, 상처를 확인한다.(상처의 길이와 깊이, 형태 등)
4) 상처 확인 후, 봉합이 필요한 상처는 보호자에게 연락하여 병원을 안내한다.(응급실, 일반외과, 정형외과, 성형외과 등 봉합이 가능한 병원으로 안내)

5) 위 사진과 같은 상태는 피부가 박리되어 일부만 붙어 있는 상태이다. 봉합이 필요한 상처로 젖은 거즈를 이용하여 상처가 마르지 않도록 습윤 드레싱(wet dressing)을 한 후 병원 진료를 안내하면 된다.

습윤 드레싱(wet dressing) 방법

습윤 드레싱은 2가지 방법으로 수행할 수 있다.

1. 멸균 거즈 방법: 멸균 거즈를 멸균 생리식염수에 충분히 적신 후 상처 위에 덮고, 그 위에 마른 거즈를 덮어 고정한다.

2. 하이드로 콜로이드 제품 사용: 메디폼과 같은 접착력이 없는 하이드로 콜로이드 제품을 상처 위에 덮고 반창고로 고정한다.

두 방법 모두 습윤 환경을 유지하여 상처치유를 촉진하는 습윤 드레싱 방법이다. 요즘에는 메디폼 제제가 잘 나와 있어서 메디폼을 활용한 습윤 드레싱을 하는 경우가 많다.

봉합 가능성이 있는 상황에서는 접착력이 없는 하이드로 콜로이드 제품을 사용하는 것이 중요하다. 접착력이 있는 제품은 상처 확인을 위해 제거할 때 시간이 오래 걸리고, 상처 주변 피부에 들러붙어 제거 시 손상을 줄 수 있다. 따라서 봉합이 필요한 상황에서는 접착력이 없는 하이드로 콜로이드 제품인 메디폼 제제를 사용하는 것이 좋다. 이렇게 하면 드레싱 제거 시 상처에 손상을 주지 않고, 봉합이 필요한 경우 원활한 치료를 진행할 수 있다.

날카롭고 강한 물체에 턱 부근의 피부가 찢어져 생긴 열상. 상처 세척 및 소독 후 하이맘폼 (=메디폼)드레싱 적용함. 이후, 성형외과 병원 안내 함.

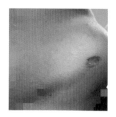

보건실 간호 처치 방향

1) 파여있는 상처이므로 상처 안에 이물질이 없도록 생리식염수로 세척 및 소독을 진행한다.

2) 상처를 보면, 벌어져 있는 것이 뚜렷하게 보이며 턱 부근의 얼굴 상처로 봉합이 필요한 상태이다. 특히나 턱은 움직임이 많고, 턱 끝과 같이 표면에 굴곡이 있는 경우라면 상처가 벌어진 상태에서 움직임이 많아진다. 따라서 봉합을 하지 않으면 상처치유가 지연되기 때문에 상처의 크기가 크지 않아도 봉합을 고려하는 경우가 많다.

3) 봉합이 필요한 상태이므로 상처 부위에 습윤 드레싱을 적용한다.

4) 턱이 부딪혀서 상처가 생긴 경우, 턱뼈 부근의 손상 가능성을 파악해야 한다. 턱뼈의 움직임을 관찰하고, 입을 벌리거나 다물 때 자연스러운지, 통증이 있는지 확인해야 한다. 만약 턱뼈 부근의 손상 없이 단순히 턱 끝 피부만 손상을 입어 벌어진 상처라면, 긴급한 이송은 필요하지 않다. 습윤 드레싱을 한 후 8시간 이내에 병원을 방문하여 봉합을 진행하면 예후에 큰 차이가 없기 때문이다.

5) 학생이 얼굴에 상처를 입었지만, 긴급한 상황은 아니다. 그러나 얼굴

부근이고 봉합이 필요한 상태이므로 학부모에게 연락하여 상황을 알려주는 것이 좋다. 상처 사진을 보내 주는 것이 도움이 될 수 있으며, 턱 부근의 움직임에는 문제가 없고 통증이 없다는 점을 설명해야 한다. 보건실에서 습윤 드레싱을 한 이유와 봉합 가능성을 고려한 조치에 관해 설명하고, 성형외과나 응급실 등 봉합이 가능한 병원으로 안내하는 것이 좋다.

문의 물체에 맞아서 출혈이 발생하고, 눈가 부위 찢어짐이 발생함. 상처 소독 후, 습윤 드레싱(이지덤 적용) 하여 학부모 연락 후, 병원 갈 수 있도록 안내. 이후, 병원에서 네 바늘 봉합 진행되었다 함. 작아 보이는 상처라도, 벌어지는 깊이의 상처이고 얼굴 부위라면 봉합을 고려할 수 있다.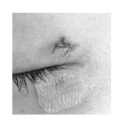

보건실 간호 처치 방향

1) 물체에 맞았다면, 안와골절의 가능성이 있으므로 눈가 주변의 압력이 되지 않게 처치를 진행하는 것이 좋다.

2) 눈 점막에 자극적인 소독제가 들어가면 좋지 않으므로 생리식염수를 통하여 상처를 세척 하는 것이 좋다.

3) 봉합이 필요한 상처의 경우, 병원에 도착하면 이지덤을 제거해야 한다. 따라서 접착력이 없는 젖은 거즈나 메디폼 제품으로 습윤 드레싱을 해 주는 것이 좋다. 이지덤으로 드레싱을 해도 큰 문제는 없지만, 접착력이

없는 제품을 사용하면 병원에서 상처를 확인하고 처치하는데 더 효율적일 수 있다.

4) 얼굴 부위의 상처이므로 성형외과를 가장 적합한 선택지로 추천한다. 그러나 성형외과가 없는 경우, 정형외과나 봉합이 가능한 응급실 또는 외과 병원을 방문하는 것도 괜찮다.

11

화상을 입어
물집이 생겨버렸어요!

문의 　어제 집에서 뜨거운 물체에 화상을 입어 검지 손가락에 물집이 잡힌 2도 화상 상태. 상처 소독 후, 화상에 사용하는 연고를 도포함.

보건실 간호 처치 방향

1) 이미 전날 발생한 화상이라면, 현재 냉각하는 것은 큰 의미가 없다.

2) 보건실에서 사용하는 다양한 화상 연고(아즈렌, 바이핀, 미보 연고 등)는 화상 상처에 항균 작용이나 회복에 도움이 되고자 적용하는 제품으로 1도 · 2도 화상 부위에 바르면 도움이 된다.

3) 수포는 2차 감염 예방 및 빠른 회복을 위해서 터뜨리지 않는다.

4) 화상 물집이 터지지 않게 세척, 소독, 습윤 드레싱의 원칙을 지켜 처치한다. 연고 적용이나 드레싱 제품은 상황에 맞게 선택하고 처치하면 좋다. 여기에서 습윤 드레싱을 적용하게 된다면, 접착력이 약한 메디폼과 같

은 제품을 선택하는 것이 좋다. 이지덤과 같은 강한 접착력의 제품은 화상 상처에 밀착되어 제거할 때 물집이 터진 후 표피와 함께 제거되면서 손상을 더 크게 만들 수 있다. 따라서 화상 상처의 경우에는 이지덤과 같은 강한 접착력의 제품을 사용하지 않는 것이 좋다.

5) 물집이 커져서 통증을 유발하거나 내부 감염이 의심되는 경우가 아니라면, 보건실에서는 물집을 터뜨리지 않는 것이 좋다.

문의 어제 집에서 다친 부분이고, 학생이 부모님께 말해서 다친 걸 알고 있는데도 뚜렷한 처치 없이 보건실에 왔어요. 처치한 상황을 보호자에게 연락해야 할까요?

답변 아니요. 학부모님께서 학생이 어제 다친 부분을 알고 계시므로, 보호자에게 직접 연락하는 것은 필요하지 않습니다. 그러나 학교 교육 활동 시간 외에 발생한 부상이라도 학교 보건실에 왔으므로 적절한 처치를 제공하는 것이 도의적으로 중요합니다. 보건실은 학교 교육 활동 시간 동안 증상과 상처를 관찰하고, 필요에 따라 처치를 진행하는 곳입니다. 보호자는 알고 있었으므로 연락하지 않더라도 담임선생님에게는 학생의 상태와 보건실에서의 처치 상황을 알려주는 것이 좋습니다.

학생이 화상을 입고 보건실에 방문하면, 먼저 화상의 원인과 부위, 상처의 크기와 깊이를 평가한다. 화상의 깊이는 1도, 2도, 3도로 구분되며 학교에서 3도 화상까지 발생하는 경우는 드물다. 보통 1도 또는 2도 화상에서 발견하여 병원으로 안내한다. 따라서 보건실에서는 1도 또는 2도 화상에 대한 평가와 대처가 중요하다.

1도 화상은 경미한 화상으로 통증을 호소하며 피부가 붉어진 상태이다. 수포(물집)는 형성되지 않는 상태를 1도 화상이라고 평가한다. 1도 화상은 일주일 정도 지나면 흉터 없이 회복이 잘 되는 편이다.

2도 화상은 표재성과 심부성으로 세부 구분을 할 수 있다. 표재성 2도 화상은 2도 화상의 경미한 형태로, 1도 화상에서 초기 냉각 응급처치가 충분하지 않으면 발생한다. 이때 피부 안에 화기가 남아 주변 조직을 손상시켜 수포와 삼출물이 생기고, 1도 화상보다 심한 통증을 유발한다. 흉터는 거의 발생하지 않으나 경미한 흔적 또는 착색이 남을 수 있는 화상이다. 심부성 2도 화상은 표재성 2도 화상보다 범위가 넓고 크게 수포가 형성되며, 화상을 입은 부위가 창백하거나 노란빛을 띠게 된다. 이때 신경과 혈관까지 손상되므로 상대적으로 통증이 덜하지만, 학교에서는 즉시 병원으로 이송해야 하는 상태이다.

3도 화상은 피부가 그을리거나 창백한 피부 형태를 보이게 된다. 신경과 혈관이 모두 화상 손상을 입어 화상 부위의 통증을 느끼지 못하는 상태이다. 학교에서 큰 화재가 일어나지 않는다면 3도 화상까지 가는 경우는 드물다.

학교에서 화상에 관한 판단이 어려운 부분 중 하나는 2도 화상의 심각성을 평가하는 것이다. 2도 화상의 깊이와 넓이에 따라 병원으로 빠르게 이송해야 할지, 보건실에서 제공하는 간호 처치만으로도 충분한지 학생 상태인지 판단하기 모호하고 어려울 때가 많다.

평가 결과 국소 부위의 표재성 2도 화상이라면 보건실에서 제공하는 간호 처치만으로 충분하며, 급하게 병원을 방문하지 않아도 괜찮다. 보건실에서 간호 처치를 받은 후 증상변화에 따라 필요하면 병원에 갈 수 있도록 교육하면 된다. 같은 표재성 2도 화상이라도 넓은 부위의 표재성 2도 화상은 빠른 병원 이송이 필요하다. 여기서 넓은 부위의 기준은 보통 체표면적 10% 이상 화상을 입었을 때이다. 보통 한쪽 팔 전체가 화상을 입을 경우, 체표면적이 대략 9%~10%가 된다.

여기에서 화상의 부위가 붉게 변한 후 창백하고 노란빛을 띠게 된다면, 학생의 통증 호소가 심하지 않아도 오히려 표재성 2도 화상보다 더 심각한 심부성 2도 화상의 가능성이 있으므로 빠른 병원 이송이 필요하다.

보건실에서 사용하는 화상 처치 제품

1. 화상 즉시 냉각 목적 제품

화상을 입으면 즉시 흐르는 찬물에 20분 이상 냉각시키는 것이 가장 효과적이다. 그러나 흐르는 찬물이 없는 상황이라면, 하이맘번 겔 쿨링스프레이와 같은 번스 프레이 제제를 사용할 수 있다.

2. 화상 상처치유를 위한 연고

비아핀 에멀젼 연고, 미보 연고, 아즈렌 에스연고 등을 사용하여 화상 상처 감염을 예방하고 치유를 도와줄 수 있다. 이러한 연고는 1도 화상이나 경미한 2도 화상에 사용될 수 있다. 학생의 통증 호소가 심하다면 국소마취 성분(리도카인)이 포함된 리도아가제를 사용하여 통증을 완화하면서 화상 상처를 보호할 수도 있다.

3. 화상 상처치유를 위한 습윤밴드 제품

다양한 하이드로겔 성분이 포함된 화상 전용 습윤밴드 제품을 사용하여 상처를 보호하고 치유를 도와줄 수 있다. 흉터를 최소화하기 위해 화상 연고 대신 사용된다. 하이드로겔에는 연고에는 포함된 항생제 성분이 없으니 상처 감염 예방을 위해서는 세척과 소독을 꼼꼼하게 하고 습윤밴드 제품을 사용한다. 하이밤번 하이드로 콜로이드 밴드 제품, 메디터치 번 프로텍션 제품 등 다양한 제품들이 있으니 활용하면 좋다.

4. 심한 2도 화상 및 3도 화상 시 사용하는 제품

화상 부위의 상처가 심해 보인다면, 번실드 하이드로겔과 번실드 제품을 함께 활용하여 상처 보호 드레싱을 할 수 있다. 번실드 하이드로겔은 멸균 하이드로겔로, 화상을 입었을 때 사용되어 쿨링과 상처 보호를 동시에 제공한다. 이 제품은 2도 또는 3도 화상에 적합하며, 상처의 오염을 방지하고 치유를 돕는다.

번실드 하이드로겔을 바른 후, 그 위에 번실드 제품(폴리우레탄 성분의 거즈)을 덮어서 상처를 보호하고 드레싱을 유지한다. 번실드제품은 폴리우레탄 소재로 만들어져 상처에 습윤 환경을 유지하며 상처를 보호하고 드레싱 교체 시 상처의 손상을 최소화하는 역할을 한다. 이렇게 번실드 하이드로겔과 번실드제품을 함께 사용하면, 화상으로 인한 상처를 효과적으로 보호하고 치유 과정을 도울 수 있다.

12.

눈이 이상해요!

보건실에서 학생들에게서 주로 볼 수 있는 눈과 관련된 증상들은 다양하다. 외부적으로 손상을 입을 수도 있고, 학생이 가지고 있는 질환 문제일 가능성도 있다. 보건 업무 도움방에서 공유되었던 눈과 관련된 보건실 간호 대처에 대해 정리해보고자 한다.

각막 상처

문의 눈이 따끔거리고 아파 각막을 펜라이트로 비추어 보니 각막 상처가 있어, 학부모 연락 후 바로 안과 갈 수 있도록 안내.

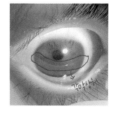

　명확히 보이는 각막 상처가 있으므로 안과 진료가 필요하지만, 응급상황이 아니므로 학부모에게 안과 진료를 받을 수 있도록 설명한다. 보건실에서는 안구 마찰을 줄이기 위해 인공눈물을 점안할 수 있다. 안대 적용은 직접적인 압박으로 인해 각막 손상을 심화시킬 수 있으므로 필수적이지 않다. 그러나 눈을 감은 상태에서 눈동자의 움직임으로 마찰이 일어나 각막 손상이 우려되는 경우 안대를 적용할 수 있지만, 이 경우에도 눈에 직접적인 압박이 가해지지 않게 주의해야 한다. 이를 위해 깨끗한 거즈를 눈에 가볍게 덧대고 느슨하게 고정하는 것도 좋은 방법이다.

　각막에 상처가 보이지 않은 상황이라면, 보건실에서는 인공눈물과 안연고를 점안하여 경과 관찰을 할 수 있다. 충혈과 통증이 완화되는 양상을 보인다면, 방과 후에 안과 진료를 권고해도 괜찮다. 그러나 인공눈물 또는 안연고를 점안하면서 경과 관찰하는데도 불구하고 안구 통증과 충혈이 악화하여 수업 참여에 지장이 발생한다면, 즉시 안과 진료를 안내해야 한다.

눈 흰자위 출혈 = 결막하 출혈

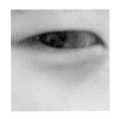

문의   이유 없이 눈 흰자위에 출혈(결막하 출혈) 이 생긴 상태로 인공눈물 점안 후 학부모님께 병원 진료 안내.

보건실 간호 처치 방향

눈 검은 자(동공, 홍채) 부근에 출혈이 발생한 게 아니라면, 눈 흰자위 (결막)에 발생한 출혈은 긴급하게 병원으로 이송해야 하는 상황은 아니다. 결막하 출혈이 반복적으로 발생하였었는지 사정해 본다. 반복적으로 있었 던 것이 아니라면 인공눈물 또는 안연고 점안 후 경과 관찰을 할 수 있으 며, 방과 후에라도 안과를 갈 수 있도록 교육 및 안내하면 된다.

눈 흰자위에 발생하는 출혈인 결막하 출혈은 특별한 외상이나 이벤트 없이도 눈을 비비는 행위(마찰), 스트레스, 재채기, 안구에 순간적인 피 쏠 림(자세 변화로 인하여, 물구나무서기 등) 등의 원인으로 발생하게 되는 경우가 많다. 보통 결막하 출혈은 특별한 처치 없이도 시간이 지나면 자연 스럽게 흡수되어 호전되는 경우가 많다. 다만, 결막하 출혈 증상이 반복되 거나 신체 및 다른 점막이나 피부에 점상출혈이 나타나게 된다면 혈소판 감소에 의한 증상을 의심할 수도 있고 다양한 질환의 가능성이 있으므로 병원 진료가 필요하다.

안구 타박상

문의 친구 머리에 부딪히며 눈 주변에 타박상 발생함. 눈 부위이고, 안와골절 가능성이 있어 보호자 연락 후 병원 안내, 보호자 보건실 도착 후 조퇴하여 병원으로 바로 감.

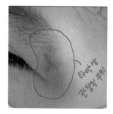

보건실 간호 처치 방향

부딪힘으로 인해 안구에 충격이 가해진 상태이므로 가장 먼저 안과적 검진이 필요하다 안구에 충격으로 인한 망막박리 가능성을 평가하기 위해 시야결손 확인 및 복시, 시력 저하, 시야 흐림 등 증상을 파악한다. 시야결손이 나타난다면 망막박리의 가능성이 있으므로, 이때는 실명의 위험이 있어 빠른 시간 안에 병원을 이송해야 한다.

시야 흐림 증상은 안구 주변 조직이 부어오를 때 발생할 수 있으며, 이 경우 눈이 흐리게 보인다고 표현할 수 있다. 이때는 타박상 시 적용하는 간호 처치를 진행하며 얼음찜질을 적용하게 된다. 얼음찜질을 적용할 때는 안구 자체에 압력을 주지 않도록 주의해야 한다. 통증이 심하다면, 타이레놀과 같은 일반의약품 진통제를 중고등학생의 경우 단회적으로 사용할 수 있으나, 초등의 경우에는 권장되지 않는다. 시야 흐림 증상만 단독으로 있다면 얼음찜질과 침상 안정을 통해 학생의 시야 흐림 증상이 완화되는지 보건실에서 관찰해 볼 수 있다. 이러한 처치 후에도 통증을 지속해서 호소하고 시야 흐림 증상이 지속된다면 병원 이송을 해야 한다.

안과적 검진에서 이상이 없다면 보건실에서의 얼음찜질과 침상 안정 등의 간호 처치 후, 방과 후 병원을 방문하는 정도로 안내할 수 있다. 그러나 안와골절의 가능성이 있을 수 있으므로 학부모에게 안와골절의 가능성을 안내해야 한다. 보건실에서는 검사 기계가 없어서 확실하게 파악하지 못하는 부분에 대한 설명과 함께 눈가 부위가 멍이 들 정도로 충격을 받은 부분에 있어서 안와골절의 가능성이 있을 수 있다는 부분을 구체적으로 설명하면 좋다. 보통 안와골절 가능성 안내를 받은 학부모님은 학생과 함께 바로 병원을 가는 선택을 한다.

여기에서 안와골절이 발생한 경우 빠른 병원 이송이 필요하지만, 학생이 다치고 온 직후에는 증상변화가 뚜렷하지 않을 수 있다. 따라서 보건실에서 일정 시간 경과 관찰이 필요하다. 보건실에서 침상관찰은 보통 1시간 이내로 진행하며, 통증 강도가 6점 이상 심한 경우에는 5분 간격으로, 통증 강도가 5점 이하인 경우에는 15분 간격으로 학생의 안와골절 증상이나 두부 타박의 징후가 나타나는지 상태 변화를 파악한다. 안와골절이 일어날 정도로 눈가 부위에 충격이 가해지면 머리에 충격이 있을 가능성도 있으므로 두부 타박상의 징후인 구역 구토감 등의 증상도 함께 확인한다. 관찰하는 도중 안와골절이나 두부 타박 증상이 나타난다면 지체하지 않고 병원에 빠르게 이송할 수 있도록 해야 한다.

안와골절의 가능성을 평가할 때는 학생의 통증이 시간이 지나도 완화되지 않고 점차 심해지는지 관찰한다. 또한 안과적 변화인 시야 변화, 시야 흐림, 육안으로 보기에도 보이는 사시, 검은자위의 전방출혈 등의 증상이 나타나는지도 확인한다. 더불어 두부 타박 후 두개 내압 상승 증상인 구역 과 구토, 활력징후 측정 시 서맥과 수축기 혈압 상승 등의 증상이 발생하 는지도 파악해야 한다. 보건교사는 침상관찰을 통해 연속적으로 변화하는 증상을 파악하고 그 변화에 따른 대처를 해야 한다.

눈가 부위 상처

문의 초등학교 4학년 학생의 눈 밑에 줄에 긁힌 자국 있는데, 어제보다 심해졌는데 어떤 연고가 나 을까요? 빨간 줄이 생겼어요.

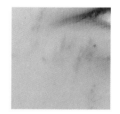

보건실 간호 처치 방향

눈가 부위 가벼운 찰과상은, 깨끗하게 세척 및 소독해주고 안연고(테라 마이신, 네오덱스 등)를 바르면 좋다. 이렇게 안연고를 발라 주는 것만으 로도 흉터 없이 깨끗하게 회복되는 경우가 많다. 보통 얼굴 상처라서 보건 실에서는 소독한 후, 이지덤을 적용하려고 하는데, 학생이 눈가 부위라 눈 을 감았다 뜰 때 불편감을 호소하기도 하고, 눈의 움직임 때문에 이지덤 이 잘 떨어지기도 한다. 이지덤을 붙여 주는 것이 흉터 없는 상처 회복에 도움이 될 수 있겠지만, 학생이 불편해하고 이지덤이 자주 떨어져서 없어진다면 습윤 환경이 유지되지 않아 상처치료 효과가 미비할 수 있다. 안연고를 눈가 주변에 잘 도포해주고, 상처 관리 방법을 교육하여 집에서도 안연고를 구입해서 바를 수 있도록 하면 충분히 흉터 없이 아물 수 있다. 이때에는 가정에서도 함께 상처 관리를 할 수 있도록 상처 관리에 대한 교육 내용을 담은 보건 건강관리 쪽지를 이용하여 학생과 학부모님에게 안내하는 방법도 있다.

눈가 부위 상처 소독 시에는 자극이 없도록 생리식염수로 상처 부위를 씻어 내고 깨끗하게 해주는 것이 좋다. 애니클렌이라는 클로르헥시딘 성분의 자극이 적은 소독약을 활용하기도 하는데, 눈 안으로 소독약이 들어가면 작은 자극도 크게 느낄 수 있으므로 보통 눈가 부위 상처는 생리식염수를 통해 세척을 꼼꼼하게 진행한다. 이후 안연고를 도포해 주는 보건실 간호 처치를 진행해 주면 된다. 안연고는 눈 점막 안에 들어가도 괜찮은 용도로 만들어진 연고이기 때문에 눈가 부위 피부 찰과상에 활용하면 눈 안에 들어가도 눈 점막에 자극이 없으므로 눈가 부위 상처는 안연고를 활용하면 좋다.

알레르기 결막염

문의 학생 눈에 부종과 눈물이 고인 듯한 느낌과 눈 주위가 빨갛습니다. 이전에도 저학년 학생 중에 그런 학생이 있어서 부모님께 연락드려서 병원에 갔었는데, 이번에도 비슷한 학생이 있어서 또 연락드리긴 했는데 이런 경우는 어디가 아픈 건가요?

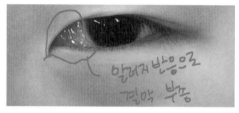 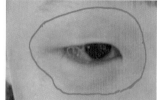

보건실 간호 처치 방향

　알레르기성 결막염 가능성이 있다. 알레르기성 결막염이 오면, 눈 결막 부분에 부종이 생기면서 개구리알처럼 부풀어 오르고, 눈 주변 피부에도 발적이 발생하는 경우가 있다.

　알레르기 결막염일 때는 학생이 눈에 간지러움을 호소한다. 눈 간지러움을 넘어서 눈을 많이 비벼서 눈 따가움을 호소하는 때도 있다. 학생이 이러한 눈 상태로 온다면 눈이 간지러운지 먼저 파악하면 좋다.

　알레르기 결막염이 의심되는 상황으로 보건실에 오는 경우 학생이 눈 간지러움을 참지 못하고 눈 주변을 비볐을 가능성이 크므로 눈 주변과 안구를 생리식염수를 활용하여 씻어준다. 그 이후에 알러콘이나 나조린 점안액 같은 알레르기 점안액을 점안해 주면 증상 대부분은 완화되고 괜찮아진다. 학생의 가려움증 호소가 심하다면 얼음찜질도 눈가 부위에 적용할 수 있다. 그리고 이렇게 보건실에서 간호 처치 후 증상 완화가 된다면 급하게 병원을 가야 하는 경우는 아니므로 나중에라도 안과를 방문할 수 있도록 안내한다. 안과에서 제대로 된 알레르기성 결막염에 대한 진단과 그에 따른 치료를 받을 수 있도록 교육한다. 그리고, 눈 주변에까지 알레르기 반응이 있어 눈 주변도 발적이 있는 상황이라면, 알레르기 점안액을 거즈에 묻혀서 눈 주변에 덮어서 적용한다. 알레르기 시 사용하는 항히스타민제가 포함된 점안액은 눈 주변 발적도 완화될 수 있도록 도와준다.

13.

피부가 이상해요!

✚

다양한 피부 이상 증상, 원인은 보건교사도 모른다

모든 피부질환은 원인불명이 많다. 그래서 보건실에서 피부의 양상만 보고 원인을 파악하고 어떠한 피부질환인지 유추해 내는 것은 거의 불가능하다. 의사들도 피부질환의 원인이나 진단명을 잘 모른 채 피부에 나타나는 증상에 따른 대증적인 치료를 하는 경우도 많다. 피부과 전문의도 피부에 나타나는 질환들이 광범위하고 다양하고, 사람마다 나타나는 양상도 조금씩 달라서 그 부분들을 명확히 구분하는 경우가 힘들 때도 있다고 한다. 따라서, 보건실에서는 피부과 전문의도 아닌 보건교사가 학생들의 피부에 나타나는 피부 이상 증상들의 원인을 파악하고자 하면 원인 파악이 힘든 피부 이상 증상들이 많으므로, 알레르기성 반응이 아니라고 확인이 된다면, 원인을 파악하기보다는 피부 증상에 따른 대증적인 간호 처치를 해주면 된다.

학교 보건실에 방문한 학생의 피부 이상 소견이 발견될 때는 가장 먼저 수포성 병변인지를 먼저 확인하면 좋다. 수포성 병변이라면 수두, 대상포진, 수족구병인 감염병을 의심하여 바로 진료를 받을 수 있도록 안내한다. 그 외에 피부 발적과 두드러기 등은 학생이 호소하는 증상에 따라 가려움을 호소한다면 항히스타민제제 연고(쎄레마일드, 세레스톤지, 리카에이, 제올라크림 등)와 얼음찜질을 제공해 준다.

피부 버짐처럼 발적이 번져있는 경우라면 피부가 곰팡이균에 감염된 질환일 수도 있다. 이때는 항진균제(무좀약) 도포를 고려할 수 있다. 보건실에는 거의 항진균제(무좀약)까지 갖추어 두는 경우가 없으므로 학생이 피부질환으로 인해 가려운 증상을 호소한다면 항히스타민제제 성분의 연고를 도포해 주면 된다.

가려움 없이 피부가 갈라져 있고, 갈라진 부위에 상처가 동반되어 있다면 보습제 또는 후시딘이나 마데카솔과 같은 상처 연고를 도포한 후 이후 경과를 관찰하여도 된다.

보건실에서는 피부 이상 증상이 발견되었을 때 피부의 증상변화를 관찰하고 완화되거나 악화하는 양상을 보면서 병원을 바로 안내해야 할지, 방과 후에 방문해도 괜찮을지, 학교에서 지켜보아도 될지 판단하여 안내해야 한다.

콜린성 두드러기?

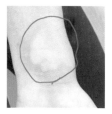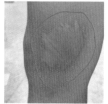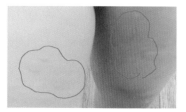

1. 특징: 콜린성 두드러기는 벌레에 물렸을 때 부풀어 오르는 것과 같은 팽진이 나타나며, 홍색 또는 흰색의 뚜렷한 경계가 보일 만큼 부어오르고, 가려움증을 느끼게 된다. 24시간 이상은 지속되지 않는 특징이 있다.

2. 기전: 콜린성 두드러기는 콜린성 신경전달물질인 아세틸콜린에 의해 유발된다. 콜린성 신경전달물질이 과도하게 분비되면, 혈관이 확장되고, 이로 인해 혈관 주변의 세포들이 부풀어 오르며. 이러한 과정에서 두드러기 증상이 나타난다.

3. 발생원인: 콜린성 두드러기는 정확한 원인은 아직 밝혀지지 않았다. 일반적으로, 열, 운동, 땀, 감정, 스트레스 등의 자극으로 유발된다. 이러한 자극이 피부에 작용하면 콜린성 신경전달물질이 분비되고, 이로 인해 두드러기 증상이 나타난다. 주로 여름철에 많이 발생하며, 열이 많이 발생하는 상황에서 발생할 수 있다. 예를 들어, 뜨거운 목욕을 하거나, 뜨거운 음식이나 음료를 섭취하거나, 운동하거나, 스트레스를 받는 등의 상황에

서 발생할 수 있다.

4. 보건실 간호 처치 방향

1) 얼음찜질: 두드러기가 발생한 부위에 얼음찜질하면 가려움과 발적 증상을 완화할 수 있다.

2) 시원한 환경: 더운 환경에서 두드러기가 발생한 경우, 시원한 환경으로 이동하여 체온을 낮추는 것이 도움이 될 수 있다.

3) 항히스타민제: 항히스타민 제제 연고 도포를 통해 두드러기와 가려움증을 완화할 수 있다.

4) 스트레스 관리: 스트레스가 두드러기를 악화시킬 수 있으므로, 스트레스 관리 방법을 찾아 실천할 수 있도록 교육하거나 때에 따라 보건실 침상 안정도 고려해 볼 수 있다.

5) 병원 진료 안내: 증상이 심하거나 지속되는 경우, 의사와 상담하여 적절한 치료 방법을 찾을 수 있도록 병원 진료를 안내한다.

5. 유의 사항

1) 두드러기가 발생하면 원인을 구분할 수 없고 모호하므로 의사와 상담할 수 있도록 안내하는 것이 좋다.

2) 콜린성 두드러기는 일반적으로는 몇 분에서 몇 시간 동안 지속되며, 24시간 이상은 지속되지 않는다. 하지만, 보건실 처치 이후에도 증상이 심해지거나 완화되지 않고, 지속될 때는 학부모님께 연락 후 병원에 갈 수 있도록 안내한다.

3) 피부의 가려움보다는 '따가움'을 호소할 때도 있다.

피부 안에 피가 고여있어요! 피부 안 혈종

`문의` 발 피부 안에 피가 고여 수포처럼 되어 있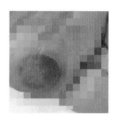
는 상태. 만졌을 때 통증이 있는 상황으로 보건실에
있는 주삿바늘로 피를 빼내어도 괜찮은지에 대해
보건업무도움방에 문의하여, 침습적인 처치 대신,
타벡스겔(바르는 파스 제제)을 도포해 줄 수 있도록
안내한 상태.

`보건실 간호 처치 방향`

피부 아래 혈종의 크기가 너무 크게 되면 병원에서 혈액을 빼내는 시술
을 하는 때도 있지만, 지금 상태는 자연히 흡수되는 것을 기다리면 되는
상태이다. 위와 같은 피부 내 피고임은 자연적으로 흡수되어 사라질 수 있
으며, 그렇지 않으면 혈액 응고로 인해 피부 표피에 딱지가 형성된다. 이
딱지는 시간이 지나면서 검붉은색을 띠고, 겉에 있는 얇은 표피와 딱지가
자연스럽게 떨어지면서 치유가 이루어진다. 이렇게 피부 내에 피가 고였
을 때 자연스럽게 치유되는 과정을 학생에게 설명하고 교육해 주면 좋다.
지금 상태에서는 만지거나 누를 때마다 통증이 있으니 폭신한 제형(메디
폼이나 거즈 등)을 덧대어 압박이 완화될 수 있도록 처치하면 통증 완화에

도움이 될 수 있다. 그리고 거즈 등을 덧대기 전에 멍과 붓기, 진통 감소에도 효과가 있는 바르는 파스 제형인 타벡스겔을 바르면 상처가 치유되는 시간을 줄일 수 있다. 초등이 아닌 중고등학생의 경우에 통증을 많이 호소한다면, 일반의약품 종류의 진통제인 타이레놀 등을 복용할 수 있도록 해도 괜찮다.

위와 같이 보건실에서 처치를 진행하였는데도 학생이 지속해서 불편감을 호소한다면 방과 후에라도 병원을 갈 수 있도록 설명을 해주는 것이 좋다. 보건실은 병원이 아니니 멸균적으로 침습적인 처치를 시행할 수 있는 여건이 되지 않는다. 침습적인 처치는 멸균적으로 시행되지 않을 때 2차 감염의 위험성이 커짐으로 보건실에서는 주로 하지 않는 편이다. 그러므로 고여있는 피를 빼내는 침습적 처치가 필요한 경우에는 반드시 병원 안내를 한다.

연필심 찔림 상처, 흑연 착색되나요?

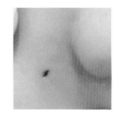

문의 얼굴 코 옆 아래 부위에 연필로 찔려서 흑연 착색과 파인 상처가 있는 상태로 흑연을 제거할 수 있도록 세척 및 소독하였으나 흑연이 제거되지 않아 보호자에게 병원 안내한 상태.

최대한 보건실에서 세척 및 소독 후 흑연이 제거되었다면 이후 연고, 밴드 또는 이지덤 적용 등 상처치료를 하고 지켜볼 수 있다. 연필심 등에 의한 상처에 흑연이 잘 제거되지 않으면, 착색될 수 있으므로 이때는 병원에서 제거를 할 수 있도록 해야 한다. 이는 문신을 할 때 원리와 같다. 문신할 때 피부 표피에 상처를 내고 그 상처가 난 부위에 검은색 색소를 입혀 영구적으로 지워지지 않은 문신을 몸에 남기게 된다. 이런 문신을 나중에 후회하여 제거하려고 하면 여러 번 레이저 치료를 받아도 완벽하게 제거가 되지 않는 경우가 많다. 그렇듯이 이런 연필심으로 인한 부분도 별거 아니라고 생각 할 수 있지만, 상처가 난 부위에 색소가 들어가는 것임으로 흑연이 충분히 제거되지 않았다면 그대로 평생 피부에 남게 된다. 그래서 이러한 연필심에 의한 조그마한 상처라도 신경을 써서 흑연을 제거해야 할 필요가 있다. 그리고 흑연이 충분히 제거되지 않았다면, 보호자에게 연필심 착색과 관련된 가능성을 설명해야 한다. 그리고 학부모 선택하에 병원을 가서 연필심 상처를 치료받을 수 있도록 안내하는 부분이 중요하다. 왜냐하면 위와 같은 상황인 경우 특히나 얼굴에 흑연이 착색되는 상처가 남는 부분이기 때문이다. 얼굴이 아니어도 보호자마다 반응이 다를 수 있으므로 보호자에게 연락을 드리는 편이 추후 보호자의 다양한 반응에 대처하기 수월하다.

보통 연필심 착색을 제거하기 위해 외과(성형외과, 일반외과 등), 피부과를 안내하게 되며, 보통 외과에서는 색이 남아 있는 부위를 긁어내거나 일부 잘라내는 시술을 하게 된다.(범위가 넓으면 착색된 부위 제거 시술 후 봉합하기도 한다.) 피부과에서는 레이저 시술로도 제거하기도 한다.

14.

입안과 치아에
문제가 생겼어요!

입안에 물집처럼 부풀어 올라 있어요, 하마종?

`문의` 선생님, 사진상 여기 혀 아래 안쪽 왼쪽 부 분이 물집 같은 게 엄청나게 부풀어 올라 있는데, 페리덱스 연고 도포 말고 보건실에서 더 처치할 수 있는 게 있을까요?

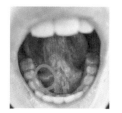

`보건실 간호 처치 방향`

이 부분은 '하마종'이라 병원에 가서 수술로 제거해야 한다. 건드리거나 자극을 주면 더 커진다.

하마종은 함부로 터트리면 감염의 원인이 되기 때문에 오히려 더 하마 종을 악화시키는 상황이 될 수 있어 보건실에서 간호적 처치는 해줄 부분이 없다. 보건실에서 해 줄 수 있는 부분은 하마종의 특성을 학생에게 교육하고, 구강 내 수술이 가능한 치과 나 이비인후과를 찾아가서 치료받을 수 있도록 안내해 준다.

그 이후 학생이 하마종 치료를 받고 온다면, 치료 후에도 하마종은 재발될 수도 있으므로 침샘관 배출구가 막히지 않도록 관리하는 방법을 알려준다. 침샘관 배출구가 막히는 가장 큰 이유 중의 하나가 평소에 입안이 건조한 부분인데, 입안이 건조하지 않도록 수분 섭취를 잘할 수 있도록 교육한다. 그래야 침샘관이 막히지 않고 침 분비가 잘 되어 하마종 이 다시 발생하는 가능성이 줄어든다는 부분을 교육한다.

하마종이란?

'하마종'은 혀 밑에 있는 침샘(설하선)에 침이 고인 물혹을 의미한다. 침샘에서 침이 만들어지면 입안으로 분비되어 나와야 하는데, 침이 나오는 구멍이 다양한 원인으로 막혀서 침이 배출되지 않아 점막 아래에 물혹 모양으로 고이게 되고, 이와 같은 점액낭종을 하마종이라고 부른다.

침샘이 나오는 길이 막히는 이유는 염증이나 작은 상처로 인한 경우가 있고, 입안이 건조할 때 침샘이 나오는 길이 더 잘 막힐 가능성이 있어 하마종 발생 가능성이 커진다. 이러한 하마종은 보통 혀 밑에 주로 생기기는 하나, 입술이나 목구멍 안쪽 등 어디에나 생길 수 있다.

하마종이 발생하게 되면 통증은 없어서 크게 불편감은 못 느낀다. 그러나 하마종이 점차 커지게 되면 그 커진 크기로 인해 말이나 저작 운동, 호흡 및 연하곤란(삼킴곤란)이 올 수 있으며, 침이 나오는 통로가 막힌 것임으로 입이 건조해져 잇몸질환이나 구강 내 질환이 잘 발생할 수 있는 환경이 된다.

하마종의 치료는 크기 및 증상에 따라 달라진다. 작고 무증상인 하마종은 특별한 치료 없이 지켜보기도 하며, 타액 분비 촉진제로 약물치료를 진행하기도 한다. 가장 확실한 방법은 수술을 통해 제거하는 방법이 주된 방법이다. 작은 하마종의 경우에는 낭종만 제거를 하는 수술을 하기도 하고, 크기가 큰 하마종의 경우 설하선 절제술도 함께 진행하기도 한다.

입안 순소대가 찢어진 것 같은데 어떻게 해야 해요?

`문의` 선생님, 이건 순소대가 찢어진 게 맞죠? 병원에 보내어 봉합해야 하는 상황인가요?

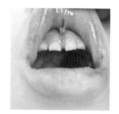

`보건실 대처 방향`

입술 순소대만 찢어진 부분이라면 병원에 가서도 특별하게 처치해주는 부분은 없다. 그래서 병원을 보내야 하는 경우는 아니다. 그러나 입술 순소대가 찢어졌을 정도라면, 다른 외부적 충격 때문에 구강 내에 다른 외상의 가능성은 없는지 파악을 해야 한다. 그래서 가장 먼저 보건실에서는 입술 순소대만 찢어진 부분인지, 치아의 흔들림이 있는지 먼저 확인 한다. 그래서 치아에 흔들림이 확인된 경우, 특히나 영구치가 흔들리는 경우라면 빠르게 치과를 방문하도록 한다.

치아가 흔들리는 부분 없이 입술 순소대만 단순히 찢어진 경우라면, 지혈 말고는 특별하게 해줄 수 있는 게 없다. 이 부분은 치과에 가서도 별다른 처치를 하지는 않는다. 입안 점막은 혈류량이 많아 회복이 빠른 부분임으로 지혈이 안 될 정도의 큰 외상이 아니라면 봉합하지 않는 편이다. 저절로 시간이 지나면서 자연스럽게 회복될 수 있는 부분으로 보건실에서는 깨끗한 거즈로 지혈 후, 페리덱스나 오라메디와 같은 구강 내 찰과상에 사용하는 연고를 발라 준다. 여기에서 조금 더 신경을 써야 할 부분은 학생의 순소대가 찢어져 있으면, 대부분의 학부모님이 놀라게 된다. 중고등학교의 경우 학생에게만 상황설명을 해도 괜찮으나, 초등학생의 경우에는 학부모님에게 연락을 드려 설명해야 한다. 학교에서 순소대가 다친 상황과 함께 치아 흔들림이 없어서 바로 치과에 가지 않아도 괜찮은 부분을 설명한다. 그리고 단순 순소대 찢어짐으로는 치과에서도 별다른 처치 없이 지켜볼 가능성. 또한, 구강 내 점막 상처는 혈류량이 많아 빨리 회복된다는 점 등 자세하게 안내할 필요가 있다. 그래도 혹시 모르니, 학부모님께서 치과 치료가 필요하시다고 판단되면 치과를 가서 치료받아 볼 수 있도록 설명해 주면 좋다.

구강 내 상처가 너무 큰 것 같아요.

문의 축구를 하다 친구와 부딪히며 구강 내 상처 발생함. 구강 내 열상이 깊어 보여, 바로 치과 갈 수 있도록 안내함.

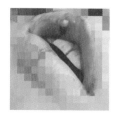

보건실 간호 처치 방향

구강 점막은 혈관이 많아 자연치유가 잘 되는 부위이므로 출혈이 많이 나는 것 같아도 상처가 깊게 패어 있지 않다면 지혈 후 구강 내에 바르는 연고(오라메디, 페리덱스 등)를 도포하면 큰 문제는 발생하지 않는다. 다만, 입 안 상처가 깊게 나서 음식물이 끼일 수 있거나 2cm 이상의 구강 내 상처는 봉합이 고려될 수 있다. 구강 내 상처가 깊고 넓어 감염이 진행될 가능성이 있거나, 의심될 때는 항생제 복용 치료를 할 수 있으니 병원을 안내 해야 한다. 병원 안내 시, 바로 급하게 가야 하는 상황은 아니므로 지혈이 되고 나면 방과 후에라도 병원을 갈 수 있도록 안내하면 된다.

보건실에서는 구강 내 상처가 나면 구강 내 상처 안에 이물질이 없도록 생리식염수를 주사기나 약병에 담아서 압력을 주어 씻어 낼 수 있도록 한다.(생리식염수를 물총을 쏘듯이 쏘아서 상처에 깊게 박혀있는 음식물을 제거한다.) 이후 깨끗한 거즈로 압박하여 지혈한다. 지혈 후 어느 정도 피가 멈추면 구강 내 연고를 도포한다. 이렇게 보건실 간호 처치 후 구강 내 찰과상이 어느 정도 지혈되면 학교 교육과정을 받을 수 있다. 이때 상처 난 부위에 음식물이 끼이지 않도록 양치와 가글하는 방법을 교육해 주면 좋다. 또한 상처 벌어짐이나 염증 소견(붉어짐, 열감, 붓기 등)을 관찰하고, 이러한 증상이 나타나면 병원 치료를 받아야 함을 안내한다.

그러나 지혈이 되지 않고 위 사진과 같이 구강 내 열상이 깊은 상태는 생리식염수를 적신 거즈를 구강 내 상처 부위에 놓는 습윤 드레싱을 적용한다. 그리고 치과로 가서 봉합 여부 확인 및 치료를 받을 수 있도록 안내한다. 구강 내 열상 부분은 8시간 이내로만 1차적 처치를 받으면 구강 내 열상이 깊어 보이더라도 예후에 크게 이상은 없다. 그러므로 조금은 지연되어 병원에 가더라도 괜찮은 부분이다. 그러나 학부모님의 반응은 다를 수 있으므로 학부모님께서 병원을 바로 갈지, 방과 후에 갈 것인지는 선택할 수 있도록 안내한다. 안내를 할 때, 다쳤을 때의 사진과 보건실에서 간호 처치를 받은 후의 사진을 두 장 찍어 담임교사에게 알린 후 담임교사가 학부모와 소통하는 하이스쿨톡을 활용하여 사진을 전송하면 학부모님께서 판단하고 결정하기 좋다. 그러나 여기에서도 순소대가 찢어진 상황처럼 구강 내 찰과상이 심한 정도라면, 다른 구강 내 손상인 잇몸 손상이나 치아손상 등 다른 구강의 문제가 있을 수도 있다. 이런 가능성을 생각하고 판단하여 만약, 영구치가 깨진 경우가 발견된다면 30분 이내로 치과에 방문하여 1차 치료를 받을 수 있도록 한다.

영구치가 부러졌어요!

문의 학생이 넘어지면서 하관부터 부딪히며 앞니가 부러졌었고, 부러진 치아 조각을 학생이 들고 옴.

보건실 간호 처치 방향

　앞니는 초등학교 저학년 학생이어도 영구치일 가능성이 크다. 유치에서 영구치로 교체가 될 때 앞니가 가장 먼저 교체가 된다. 앞니는 만 6세~7세 정도에 대부분 교체가 되기 때문에 앞니가 부러졌다면, 초등학교 1~2학년 학생이어도 영구치가 부러졌을 확률이 높다. 따라서 앞니가 부러졌다면 보건교사 확인 즉시 대처가 이루어져야 한다. 멸균 생리식염수에 치아 조각 보관을 먼저 한다. 그리고 담임교사에게 연락하여 학부모에게 연락을 요청하며 상황을 알린다. 그리고 되도록 30분 이내로 치과를 방문한다. 영구치아는 손상 후 30분 이내로 처치가 이루어져야 치아 생착률이 높아지므로 빠르게 치과로 이송해야 할 필요가 있다. 혹시나 병원에서 대기가 있다고 할 시, 영구치 치아 파절인 상황이니 바로 봐달라고 요청하기도 한다. 119 의료상담으로 영구치아 파절 시 치료 가능한 주변 치과 리스트를 받을 수 있다. 학부모님이 바로 올 수 있는 상황이라면 119에 의료상담으로 받은 병원 목록과 함께 생리식염수에 보관한 치아를 전달하여 학부모님이 학생과 함께 병원을 갈 수 있도록 한다. 만약, 학부모님이 많이 늦어지는 상황이라면 학교에서라도 치과로 병원 이송을 하는 것이 좋다. 치아

파절 및 치아 탈구의 경우 늦어도 1시간 이내의 빠른 병원 진료가 필요하다. 30분을 경과 할 때마다 재이식 성공 확률이 점점 낮아지기 때문이다.

이 학생은 치아 파절 당시 학교에서 치과까지 10분 안에 갈 수 있었다. 빠른 진료로 부러진 치아 조각은 치아 레진 접합으로 재이식했으며, 신경 손상 부분은 경과 관찰하며 치료할 수 있다고 한다.

추가 사례 공유 1 어제 문의드렸던 치아 파절된 학생, 파절 1시간 이내로 동네 치과로 바로 갔음에도 파절된 치아는 붙일 수 없고, 신경치료 3번한 이후에야 치아를 붙일 수 있다고 전해 들었습니다. 치과마다, 아이 상태마다 치료가 조금씩 다른 것 같아 사례 공유합니다.

추가 사례 공유 2 초6 남학생 치아 1/3 파절된 부분, 약 30시간(하루가 넘는 시간) 정도 경과 후에도 치과에서 본인 치아 접합했습니다. 제가 여러 치과 문의드렸었는데 치과의사마다 학생 상황마다 달랐습니다. 그래서 발치뿐만 아니라 파절됐어도 치아 파편은 N/S(생리식염수)에 담아 보관하여 제공하는 게 좋아 보입니다! 저 같은 경우는 N/S(생리식염수) 충분히 적신 촉촉한 거즈에 감싸두고 학생이 다음날 찾아갔었어요. 30분 이내가 아니었고 하루가 더 지난 상태로, 30시간이나 지났는데도 치아 접합이 가능했던 경우였습니다.

부러진 치아 보관 방법

1) 생리식염수(N/S)에 담그거나 생리식염수(N/S)가 충분히 적셔진 거즈 안에 잘 감싸서 보관한다.
2) 치아를 우유에 담가 보관한다.
3) 본인 입안 치아가 빠진 자리 또는 혀 밑에 보관한다.

부러진 치아를 우유에 담가 보관하는 이유는 첫째, 우유는 치아 뿌리를 촉촉하게 유지하는 데 도움이 되는 수분을 제공한다. 둘째, 우유에는 치아 표면에 있는 미생물의 성장을 억제하는 데 도움이 되는 락토페린이라는 단백질이 포함되어 있다. 마지막으로, 우유는 치아를 둘러싼 환경을 중성화시켜 치아에 더 이상 손상을 주지 않도록 도와준다.

그러나 이러한 우유보다 생리식염수가 우선하여 권장된다. 생리식염수는 우유보다 pH가 더 중성에 가까우므로 치아를 보존하는 데 더 효과적이다. 또한, 생리식염수는 치아 표면에 있는 미생물의 성장을 억제하는 데 도움이 되는 항균 성분을 포함하고 있다고 한다. 그래서 보건실에서는 우유보다는 생리식염수로 보관하는 것이 좀 더 좋은 선택이다.

본인 입안, 혀 밑에 보관하는 경우는 주변에 생리식염수도 우유도 아무것도 없을 때 응급한 상황에서 활용한다. 입 안에 있는 타액이 치아를 보호할 수 있으므로 급한 경우에는 활용하는데, 주로 권장되는 방법은 아니다. 초등학생의 경우 입안에 물고 있다가 치아를 삼킬 수 있는 위험성이 있고 오히려 혀 밑에 보관하면 치아에 압력이 가해서 치아 뿌리 부분에 손상이 있을 수 있어 권장되지 않는 편이다.

15.

남학생 생식기 통증,
어떻게 해야해요?

문의 남학생이 생식기 타박상으로 심한 통증을 호소하면서 왔는데 어떻게 해야 할까요? 일단 관찰하며 상태 변화를 지켜봐야 할지 바로 병원 보내야 할지 잘 판단이 안 됩니다.

보건실 간호 처치 방향

일단 생식기 타박이 생기게 되면, 어떻게 다쳤는지 정황을 잘 물어보고, 세게 부딪힌 것 같으면 바로 병원 안내를 해야 한다.

생식기 외상 후에는 그 부위가 부어오르거나(부종) 멍이 들 수 있고 심하면, 혈종이 생길 수 있다. 손상 정도가 심하면 부종과 혈종으로 인한 모양 변형까지 보일 수 있다. 또한, 생식기 부위가 충격이 가면서 있게 되는 다른 동반된 손상 가능성도 파악한다. 복강 내 장기, 골반 주위 손상의 가능성을 생각하여 그쪽 부위의 통증도 함께 확인한다. 이렇게 생식기 타박으로 올 수 있는 다양한 가능성을 확인하는 와중에 혈뇨가 발견된다면 이 부분은 바로 119 후송을 해야 한다. 왜냐하면 혈뇨는 고환파열 가능성이 있음을 의미하기 때문이다. 그러나 위와 같은 소견 없이, 단순 통증을 호소할 때는 기본적인 타박상에 따라 얼음찜질을 해준 후 증상이 악화되는지만 관찰해도 된다.

초등학생이라면 소염진통제 투약은 조심스럽고, 중고등학생이라면 일반의약품 종류인 소염진통제 투약도 생각해 볼 수 있다. 보통 남학생 생식기가 조그마한 충격에도 큰 통증을 호소하는 부위기 때문에, 순간적으로 크게 통증을 호소할 수 있다. 따라서, 학생 스스로 본인 생식기 상태를 확인하게 한 후, 부어있거나 발적 증상이 심하지 않고, 생식기 변형이 없다면 얼음찜질만으로도 통증이 완화되는 경우가 많다. 필요하다면 보건실 침상 안정을 1시간 이내로 권유하고 얼음찜질을 하도록 하여 생식기 부근의 통증이 완화되고 나서 교실로 올려보내기도 한다. 그래도 혹시 모르니 통증이 24시간 이상 지속이 되고, 얼음찜질을 하는 사이에도 통증이 완화되지 않고 악화하는 양상을 보인다면, 48시간 이내에는 병원을 방문하여 진료를 받아 볼 수 있도록 한다.

남학생들이 보통은 여자 보건 선생님에게 생식기를 부딪치고 왔다는 이야기를 잘하지 못하고, 단순히 아랫배가 아프다고 표현하며 오는 때도 있다. 주변 보건 선생님들의 경험담을 공유해 보면, 중학교 남학생이 아랫배가 아프다고 호소해서 소화기계 관련 질환과 관련해서 파악했을 때 특이 사항은 없었으나 학생 표정이 너무 아픈 표정이었고, 통증 호소를 심하게 하였다고 한다. 그래서 보건실 침상에서 증상 관찰을 했었고, 학생이 누워 있다 괜찮아졌다고 표현하여 교실로 보내었다고 한다. 그런데 그다음 날 학생이 학교에서 보이지 않았고, 보건실에 오는 다른 학생들에게 물어보니 아파서 나오지 않았다는 이야기를 전해 들었다고 한다. 그때 보건 선생님은 어제 정말로 배가 많이 아파했는데 보건실에서 잘 파악하지 못했나? 걱정되어 담임선생님에게 상황을 물어보았고, 학생이 고환파열로 병원에서 치료받고 있다는 이야기를 전해 들었다고 한다. 보건실에 와서는 생식기 부근이 맞아서 아프다고 표현은 못 하였다고 한다. 학교가 끝나고 나서도 많이 아파 부모님과 함께 병원을 갔었고, 한쪽 고환이 파열되어 입원하여 치료받는 상황이라고 하였다. 남학생이라면 여자 보건 선생님에게는 생식기 부근에 대한 손상을 말하기 어려워할 수도 있다. 그러므로 극심한 통증을 호소하며 아랫배가 아프다고 표현한다면, 남학생의 경우 생식기 타박의 가능성도 고려해야겠다고 생각하게 되었다.

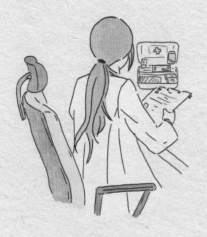

6장

학교 감염병 대응 방안과
관련된 이야기

1.

격리권고와 등교중지?
격리권고와 등교중지는 다르다

✚

　보건교사는 학교 감염병 대응을 위해, 학생이 감염병에 걸렸거나 의심이 되는 상황이라면 등교중지를 한다. 등교중지를 함으로써 다른 학생에게 감염병을 전파하지 않도록 대응하는 것이다. 여기에서 질병관리청의 격리'권고'와 학교보건법 제8조에 나오는 등교중지'명령' 사항을 같이 생각하여 처리하는 경우가 많다. 등교중지는 감염병의 전파 차단을 위해, 감염병에 걸리거나 의심되는 학생을 학교에 나오지 못하게 하는 학교장의 '명령'이다. '권고'가 아니다.

　코로나가 지금은 치명률이 낮아지면서 이전처럼 법적으로 격리를 강제로 하지 않고 있다. 현재는 질병관리청이 격리를 '권고'하고 있는 상황이다. 이러한 코로나 격리 권고 상태는 일반 국민을 대상으로 한다. 따라서 일반 국민은 스스로 자가격리를 해도 되고, 하지 않아도 된다. 그러나 학교는 다르다. 학교보건법에 따라 학교 내 감염병 전파 위험성이 크다고 판단된다면 학교장이 등교중지'명령'을 내릴 수 있다. 등교중지는 질병관리청의 격리'권고'와는 구분되는 개념이다. 등교중지는 '권고'가 될 수 없고 '명령' 사항이므로 학생 입장에서는 '의무 사항'이 된다. 학교의 감염병 등교중지는 코로나와 같이 법적으로 격리 '의무'가 없는 상황에서도 적용이 되는 것이다. 코로나 격리 의무가 존재하던 시절에는 코로나 격리'의무'와 등교중지'명령'을 일치시켰던 시기이다. 이 시기로 인하여 코로나 시기가 지난 지금 질병관리청의 격리 권고와 학교보건법에 따른 등교중지 명령 사항이 같다고 혼동하는 경우가 많아졌다. 지금은 코로나가 없었던 이전처럼 격리 의무가 법으로 존재하지 않는다. 감염병 관리법의 권리 의무가 적용되지 않는 상황에서, 학교보건법 8조의 학교장 등교중지 명령만이 존재한다.

코로나 '위기 경보' 때 감염병 재난 상황에서는 질병관리청의 격리'의무'와 학교의 등교중지'명령'을 일치시켜야 했다. 코로나 국가 위기 시에는 감염병 관리법에 따라서 코로나 자가격리 14일(초기)−7일(중기) '의무'로 설정되었고 이 격리를 지키지 않으면 그에 따른 법적인 처벌도 있었다. 코로나 후반기가 되어서는 5일 격리'권고'로 바뀐다. 학교에서는 감염병 관리법 준수 의무가 있으므로 학교보건법의 등교중지를 적용하여 초기에 등교중지 14일, 중기에는 7일, 나중에는 5일을 등교중지를 적용하게 되었다. 이 사항은 학교보건법 제8조 등교중지 항목에 2번 내용에서 확인할 수 있다. 감염병으로 인하여 주의 이상의 위기 경보가 발령될 때는 질병관리청장과 협의하여 등교중지시킬 것을 학교의 장에게 명할 수 있고 이 부분을 담당교육청을 거쳐 전달해야 한다고 되어 있다.

따라서, 코로나 국가 위기 상황에서는 질병관리청과 협의 하에 질병관리청의 격리 기간과 등교중지 기간을 일시적으로 일치시켰던 부분이었다.

2024년 코로나 국가 위기 상황이 해제되고 나서, 질병관리청의 격리 부분은 이제 강제가 아닌 권고 사항이 되었고 격리권고의 기간도 5일로 감소하였다. 그리고 지금은 주요증상 소실 후 24시간이 지난 후로 변경되었다. 국가 위기 상황에서 질병관리청의 격리와 학교의 등교중지 명령을 일치시켰던 부분에서 혼동이 지속되어 국가 위기 상황이 해제된 이후에도 질병관리청 격리'권고' 사항도 학교의 등교중지'권고'로 일치시킬 수 있다는 잘못된 개념이 형성되었다. 그래서 학교에서도 감염병이 걸리면 등교중지를 강제할 수 없다고 생각하게 되었다. 집단생활을 하여 감염병 전파에 취약한 학교의 특성에도 불구하고 학생이 감염병에 걸린 상태로 학교에 나오겠다고 하면, 등교중지 '권고' 사항이라고 생각을 하여 강제로 등교중지를 시키지 않는다.

학교는 여러 학생이 한곳에 모여 집단생활을 하는 특성상 감염병 전파에 취약하다. 이러한 부분을 고려해 코로나 이전에도 모든 감염병 종류는 학교보건법에 따라 등교중지'명령'을 적용하였다. 그래서 학생은 수두가 걸려도, 독감이 걸려도, 감염병이 걸렸다면 '의무'로 등교중지를 해야 했던 체계였다. 학교보건법 시행령 제22조에 따라, 질병관리청의 격리 권고와 상관없이 학교장의 명령으로 이루어져야 하는 부분이었다. 질병관리청의 전 국민 대상의 기준인 격리 '권고'가 학교 감염병 대응안에서의 등교중지'권고'로도 될 수 있다는 잘못된 해석으로 인해, 학교 감염병 대응이 잘못 되고 있다. 등교중지는 '권고'가 될 수 없으며 학교 내에 집단생활에 있어서 전파 위험성이 있다면 학교장의 명령에 따라 학생은 '의무' 즉, 강제적으로 등교중지를 하여야 하는 부분이다.

학교보건법 제8조(등교 중지) ① 학교의 장은 제7조에 따른 건강검사의 결과나 의사의 진단 결과 감염병에 감염되었거나 감염된 것으로 의심되거나 감염될 우려가 있는 학생 또는 교직원에 대하여 대통령령으로 정하는 바에 따라 등교를 중지시킬 수 있다.

② 교육부 장관은 감염병으로 인하여 「재난 및 안전관리 기본법」 제38조 제2항에 따른 주의 이상의 위기 경보가 발령되는 경우 다음 각호의 어느 하나에 해당하는 학생 또는 교직원에 대하여 질병관리청장과 협의하여 등교를 중지시킬 것을 학교의 장에게 명할 수 있다. 이 경우 해당 학교의 관할청을 경유하여야 한다.

1. 「검역법」 제2조 제7호에 따른 검역 관리지역 또는 같은 조 제8호에 따른 중점 검역 관리지역에 체류하거나 그 지역을 경유한 사람으로서 같은 조 제1호에 따른 검역감염병의 감염이 우려되는 사람

2. 감염병 발생지역에 거주하는 사람 또는 그 지역에 출입하는 사람으로서 감염병에 감염되었을 것으로 의심되는 사람

3. 「감염병의 예방 및 관리에 관한 법률」 제42조 제2항 제1호에 따라 자가(自家) 또는 시설에 격리된 사람의 가족 또는 그 동거인

4. 그 밖에 학교 내 감염병의 차단과 확산 방지 등을 위하여 등교 중지가 필요하다고 인정되는 사람

③ 제2항에 따른 명을 받은 학교의 장은 해당 학생 또는 교직원에 대하여 지체 없이 등교를 중지시켜야 한다.

학교보건법 시행령 제22조(등교 등의 중지) ① 학교의 장은 법 제8조에 따라 학생과 교직원 중 다음 각 호의 어느 하나에 해당하는 사람에 대하여 등교중지를 명할 수 있다.

1. 「감염병의 예방 및 관리에 관한 법률」 제2조에 따른 감염병 환자, 감염병의사환자 및 병원체보유자(이하 "감염병 환자 등"이라 한다). 다만, 의사가 다른 사람에게 감염될 우려가 없다고 진단한 사람은 제외한다.

2. 제1호 외의 환자로서 의사가 감염성이 강한 질환에 감염되었다고 진단한 사람

② 학교의 장이 제1항에 따라 등교중지를 명할 때에는 그 사유와 기간을 구체적으로 밝혀야 한다. 다만, 질환 증세 또는 질병 유행의 양상에 따라 필요한 경우에는 그 기간을 단축하거나 연장할 수 있다.

등교중지 기간은
보건교사가 판단한다!

감염병에 따른 학교의 등교중지 기간 설정에 대한 부분은 학교보건법 시행령 제22조에 보면 자세히 나와 있다. 학교의 장이 등교중지를 명할 때 그 사유와 기간을 구체적으로 밝히게 되어 있고, 질환 증세 또는 질병 유행의 양상에 따라 필요한 경우에 그 기간을 단축하거나 연장할 수 있다고 나와 있다. 이 부분은 학교 감염병 3차 대응 매뉴얼 56~57쪽에도 자세히 나와 있다. 여기 3차 대응 매뉴얼 57쪽에서 보건교사가 눈여겨보아야 할 부분이 있다. 등교중지 필요 여부 및 기간 확인에서 진료 결과 후 '등교중지 기간은 명시되어 있지 않지 않지만 질환명(의심 포함)을 확인할 수 있는 경우, 보건(담당)교사가 최초증상 일을 기준으로 해당 감염병의 전파 차단을 위한 등교중지 기간을 적용'한다고 나와 있다. 즉, 보건교사가 감염병의 잠복기와 전파기를 확인하여 등교중지기간을 정하고 적용할 수 있다는 것이다. 그래서 의사 소견서의 격리 기간이 명확하지 않다면 보건교사가 그 질병의 잠복기와 전파기를 파악하여 등교중지 기간을 설정하여 적용할 수 있는 것이다. 또한, 사람마다 같은 질병이어도 회복 기간이 다를 수 있으므로 그 학생의 증상 회복 정도를 파악하여 등교중지 기간을 단축하거나 연장하여 적용할 수도 있다. 여기에서 보건교사가 아무리 의료인이라고 해도, 다양한 모든 감염병을 자세히 알고 있는 것은 아니다. 그 질병을 공부하고 파악한다고 하더라도 어느 정도 한계는 있다. 그래서 보통 의사 소견서에 명시된 격리 기간을 중심으로 등교중지 기간을 설정하는 경우가 많고, 의사 소견서의 격리 기간이 모호하다면 격리 기간을 명시한 소견서를 다시 발급받고 올 수 있도록 안내한다. 그런데 이렇게 의사 소견서를 다시 받고 오게 하는 경우 소견서 발급 시 비용도 있고, 학생이나 학부모님이 병원에 방문해야 하는 시간 소모적인 부분도 있다. 의사 소견서를 모호하게 받아 왔다면, 보건교사가 융통성 있게 질병명에 따른 등교중지 기간을 설정하고 안내하여 출결 부서에서 출석 인정 처리가 될 수 있도록 하는 방법도 있다. 이 부분은 판단과 책임이 들어가야 하므로 대부분의 섣부르게 활용하지 않는 방법이기도 하다. 그래도 의료인인 보건교사가 등교중지 기간을 판단 할 수 있다는 부분을 인지하고 학교 상황에 따라 융통성 있게 활용하였으면 좋겠다.

Ⅲ 등교 중지

1. 등교 중지의 원칙과 절차

가. 근거

- 학교보건법 제8조(등교 중지), 학교보건법 시행령 제22조(등교 등의 중지)
- 감염병의 예방 및 관리에 관한 법률
- 재난 및 안전관리 기본법
- 교육부 훈령, 학교생활기록부 기재요령

나. 기본 원칙(출석 인정 결석 대상)

- 등교 중지가 필요한 감염병으로 확진된 경우 격리 기간 동안 등교 중지 실시(이때 격리 기간은 원칙적으로 의사의 소견을 따름)
- 등교 중지가 필요한 감염병이 의심되는 경우 확진 여부를 확인할 때까지 등교 중지 실시
- 진료 결과 감염병이 아니었다 하더라도 결과 확인까지의 기간은 출석으로 인정
- 신종감염병 유행 시 역학조사 실시 결과 자가격리 통보를 받은 경우(증상과 무관) 등교 중지 실시

다. 실시 절차

1) 감염병 확인을 위한 진료 요청 및 관련 서류 안내

- 감염병 의심증상으로 미등교한 경우
- 담임교사는 보호자에게 의료기관 진료를 받도록 안내하고 '등교 중지 안내문'을 학교 홈페이지에서 다운로드해서 이용하도록 안내
- 학교에서 감염병 의심 학생 발견한 경우
- 보호자에게 연락하여 의료기관 진료를 요청하고, 이때 담임교사는 보호자에게 '등교 중지 안내문'을 배부하고 학교 복귀 시 출결 처리를 위하여 '진료확인서', '의사소견서', '진단서' 중 1개를 제출하도록 안내

2) 등교 중지 필요 여부 및 기간 확인

- 담임교사가 보호자와의 통화를 통해 진료 결과 확인
- 등교 중지 기간이 명시되어 있는 경우에는 해당 기간 동안 등교 중지 실시

56

- 등교 중지 기간은 명시되어 있지 않지만 질환명(의심 포함)을 확인할 수 있는 경우, 보건(담당)교사가 최초 증상 일을 기준으로 해당 감염병의 '전파 차단을 위한 등교 중지 기간'을 적용 표 3-2, 표 3-3 참조

3) 등교 중지 및 생활수칙 안내

- 등교 중지가 필요한 경우 담임교사는 아래 사항을 안내

- 등교 중지 기간 동안 학교에 오지 않음

- 등교 중지 기간 동안 학교 외에도 학원, 다중이용시설 등 일체의 사람이 많은 곳 출입 금지

- 감염병 전파를 막기 위한 개인위생 수칙 준수(손 씻기, 가정 내 개인 용품 사용, 마스크 착용, 일상 소독 등)

4) 등교 중지에 따른 출결 처리

- 등교 재개 시 진료확인서, 의사소견서, 진단서 중 1개 제출 안내

  ※ 등교 중지 필요 여부와 등교 중지 기간을 파악하기 위해 진료확인서, 의사소견서나 진단서 중 한 가지를 제출하는 것을 권장하지만 부득이한 경우 처방전 도 인정

   ' 처방전은 KOICD 질병분류센터 웹사이트에서 질병코드 확인 후 인정 가능함

5) 등교 중지 해제

- 등교 재개 여부에 대한 판단

- 원칙적으로 의사나 보건소의 의견에 따름

- 증상이 소실되고, 진단서 등의 등교 중지 기간으로 판단한 등교 중지 기간이 종료되면 등교를 재개함

- 등교 재개 방법

- 등교 중지 기간이 지나고 감염병 증상이 소실되면 등교가 재개되며 이때 담임교사는 학생이 등교한 당일 해당 사실을 보건(담당)교사에게 통보

- 등교 중지 종료 시점 이전에도 감염성이 소실되었다는 의사의 진료확인서 또는 소견서를 제시하면 등교 가능

- 등교 중지 종료 시점 이후에도 감염병 증상이 남아있는 경우 진료확인서나 소견서 등을 제시하면 등교 중지 기간 연장 가능

57

출처: '3차 학교 감염병 대응 매뉴얼' 56~57쪽

3

등교중지와 출석 인정?
등교중지와 출석 인정은 구분된다

등교중지와 출석 인정 개념을 한번 정리해 보자면, '등교중지'는 학교가 감염병 확산 차단을 위해 감염병 의심증 대상자를 포함해서 진단자 모두를 등교중지 시키는 조치이다. 그리고 '출석 인정'은 학교 수업에 결석한 학생이 정당한 결석 사유가 있다면 출석은 한 것으로 인정하겠다는 절차이다. 그래서 감염병에 의한 등교중지와 출석 인정은 구분되는 개념이며, 출석 인정의 사유 중의 하나가 감염병에 의한 등교중지가 있을 수 있다. 등교중지는 감염된 학생을 위한 조치가 아니고, 학교의 안전을 위해 감염자를 격리하는 것이다. 좀 더 쉽게 이야기하자면 '등교중지'는 말 그대로 학교에 나오지 않는 것을 의미한다. 여기에서 학생이 학교에 나오지 않는 것을 처리할 때 다양한 출결 처리가 적용될 수 있는 것이다. 학교에 나오지 않는 학생을 무단결석, 병결, 가정 현장 체험학습, 출석 인정 등 다양한 출결로 처리를 할 수 있다.

법정 감염병을 포함한 의사가 진단하는 감염병 '의심'과 '확진' 사항은 등교중지 사항이다. 감염병은 각종 종류가 많고, 법정 감염병으로 정해진 감염병이 아니더라도 그 이외에 무수히 많은 감염병이 존재한다. 그래서 학교는 의사 진단서에 명시된 내용으로 등교중지와 그에 따른 출석 인정 일자가 정해지는 편이다. 그런데 학부모님들이 의사 소견서를 가지고 오면 그 소견서에는 등교중지와 출석 인정에 필요한 부분인 격리 기간이 명시되어 있지 않은 경우가 많아 어려움이 있다. 그래서 격리 기간이 명시되어 있지 않다면, 진단서와 소견서를 격리 기간이 포함된 것으로 다시 받아 올 수 있도록 하여 그 격리 기간만큼 출석 인정을 처리한다. 이러한 과정에서 의사는 굳이 격리 기간까지 소견서에 적지 않는다고 하며 잘 적어주지 않으려 한다. 그래서 학부모님 입장에서도 의사에게 요청하기가 어렵고 진단서를 다시 명확하게 받기도 어렵다. 이런 경우 번거롭게 다시 진단서를 받도록 학부모님께 요청하기도 힘들다. 그래서 진단서를 다시 받아 오기 힘든 경우, 보건교사의 판단으로 진단서에 적어진 감염병 질병에 대한 잠복기와 전파 기간을 고려하여 등교중지 기간을 정하여 적용하는 때도 있다. 그리고 이렇게 보건교사에 의해 판단된 등교중지 기간은 출결 부서에서 출석 인정 처리가 되어야 한다.

그래서 원만하게 의사 소견서에 격리 기간이 없더라도 보건교사가 판단하여 등교중지를 내리면, 출결에서도 출석 인정 처리가 그 진단서 하나로 이루어지면 좋다. 그런데 여기에서 보건교사의 등교중지 판단과는 별개로 출결 부서에서는 진단서에 격리 기간이 없어 모호하다는 이유로 출석 인정이 아닌, '병결'로 처리하는 때도 있다. 감염병 진단명이 나와 있어 등교

중지 사항이 맞지만, 격리 기간이 명시되지 않았으니 등교를 중지한 기간 동안 '출석 인정'이 아닌 '병결'로 처리를 한다는 논리이다. 보건교사가 등 교중지를 결정하면 출결 부서에서는 출석 인정이 반드시 함께 와야 하는 것이 맞다. 왜냐하면 감염병에 따른 등교중지는 학생이 선택할 수 있는 사 항이 아니다. 학교 내 감염병 전파방지를 위한 학교장 명령에 따른 '의무 사항'이기 때문이다. 그러나, 이 부분이 의사 소견서의 모호성으로 인해 출결 부서에서는 출석 인정으로 처리하기 어려워한다. 그리고 보건교사도 마찬가지로 의료인이긴 하지만, 수백 가지가 넘는 다양한 감염병 질병을 다 아는 것이 아니다. 그래서 모호한 의사 소견서에서 감염성 질병에 대한 잠복기와 전파 기간을 고려하여 대략적인 등교중지 기간을 정하고, 판단 하는 부분은 보건교사도 어렵다. 그래서 학교에서 이러한 감염성 질환에 대한 출석 인정 처리가 쉽도록 서식을 하나 만들어 제공하면 좋겠다고 생 각해 보았다. 의사가 작성해 주는 의사 소견서나 진단서가 아닌, 학교에서 만들어진 진료확인서 서식을 제공해 주는 것이다. 학교에서 융통성 있게 진료확인서 서식을 하나 만들고, 담임선생님들께도 안내한다. 그리고 학 생들은 그 서식을 병원에 가지고 가서 병원에서 받아 올 수 있도록 활용하 면 좋을 것 같다는 생각이 들었다. 이렇게 된다면 보건교사 입장에서 등교 중지 기간을 정하기 쉽고, 출결 부서에서도 이 확인서를 증빙자료로 활용 하여 출석 인정 처리가 쉬울 것이다.

이러한 어려움을 해소하기 위한 판단 과정을 거칠 때, 학교 내 감염병과 관련된 서류 처리에 있어 중점적으로 생각해야 할 부분이 있다. 감염병 등교중지와 출석 인정을 위해 갖추어야 하는 서류는 법령과 시행규칙에는 없다는 것이다. 즉, 법적으로 규정된 서식은 아니라는 의미이다. 교육청과 교육부의 지침 또는 학교 감염병 관리 매뉴얼에서 이러한 부분에 대한 절차와 예시를 올려두고 이것을 활용하여 감염병의 등교중지 및 출석 인정 처리를 하고 있다. 교육청과 교육부의 지침이라는 것은 법적으로 규정된 서식도 아니고 학교에서 행정 처리를 진행할 때 참고하는 예시적인 서식이기 때문에 결과적으로 학교 현장의 필요에 따라 융통성 있게 변경하여 활용된다. 따라서, 감염병 등교중지에 따른 출석 인정 서식과 절차는 합리성을 따져 학교장이 보건교사나 출결 부서의 의견 등을 참고하여 변경할 수 있다.

감염성 질환 등교중지 안내

감염성 질환이 의심 또는 확인되면 학교보건법 제8조에 의거 학생에 등교가 중지됨을 알려드립니다.

감염성 질환으로 인한 등교중지 기간을 출석으로 인정하고자 하오니, 진료받은 병원에서 의사 확인서 또는 의사 소견서를 받아 학교로 제출해 주시기 바랍니다.

감염성 질환 진료확인서(학교제출용)

학년　　반　　번　성명

1. 질환(진단)명 또는 의심되는 질환

   :

2. 감염성 질환의 전파 기간으로 등교중지가 필요한 기간

   : (　　　　　　　　　) 예) 5일간, 2주간 등

   – 증상 발생일 : 　　　년　　　월　　　일

   – 증상 완치일 : 　　　년　　　월　　　일

3. 소견 내용 (특이소견 및 참고사항)

   :

발행일: 　　　년　　　월　　　일

의료기관명:

의사명: 　　　　　　　　　(인)

(　　　　　　　　)학교장 귀하

4.

방학 중에
감염병이 발생했다고 해요!

✚

코로나가 4급 법정 감염병이 되어 일반적인 다른 감염병처럼 관리가 되기 시작했고, 그 이후 백일해, 마이코플라즈마 폐렴 등 다양한 감염병이 전파되기 시작했다. 그래서 내가 운영하는 보건 업무 도움 방에도 감염병과 관련된 질문이 많이 올라왔고 여름 방학이 다가오자, 방학 중에도 감염병이 발생할 때마다 나이스 입력 후 교육청으로 보고해야 하는지 등. 방학 중 감염병이 발생할 때 대처에 대한 문의가 많았다. 코로나 국가 위기 상황 시에는 비상 관리 체계로 방학 때도, 주말에도 24시간 모든 보고가 이루어졌었다. 앞으로 코로나처럼 어떠한 신종 감염병이 국가 위기 상황을 가져올지 모르겠으나, 코로나도 일반 법정 감염병으로 관리가 되는 상황에서 새로운 신종 감염병이 나오지 않는다면, 코로나 이전의 학교 감염병 대응을 적용하면 된다.

따라서 지금 발생하는 다양한 법정 감염병들은 방학 중에 나이스 입력을 하지 않아도 되고, 교육청 보고가 이루어지지 않아도 괜찮다. 방학에는 학생들이 학교에 나오지 않으니, 등교중지 및 출석 인정에 대해 처리를 해야 할 일이 없기 때문이다. 다만, 돌봄 방과 후 또는 보충수업 등 참여하는 학생들은 확진되면, 감염병 전파방지를 위해서 학생 스스로가 돌봄, 방과 후, 보충수업 참여를 하지 않으면 된다. 그 부분은 돌봄, 방과 후, 보충수업을 진행하는 담당자가 직접 학부모님들에게 전화를 받고 나오지 않게 관리가 된다.

　나이스 감염병 보고는 개학 이후에도 등교중지가 되는 학생들만 보고한다. 방학 중에 감염병이 발생하고 완치된 사항은 가정에서도 학교로 연락이 오지 않는 경우가 많기 때문이다. 그래서 방학 중에 완치가 된 감염병들은 따로 보고하지 않는다. 그러나 개학 이후까지 등교중지가 필요한 사항이라면 가정에서도 학교 측으로 연락이 오기 때문에, 그 부분만 나이스 감염병 보고를 하면 된다. 여기서 방학 동안 감염병에 걸리고 완치된 부분을 알게 된다면 개학 이후에, 그 부분도 함께 보고하는 때도 간혹 있긴 하다.

　학교 감염병 매뉴얼은 교육과정 운영 시에 적용되도록 작성된 매뉴얼이므로 방학 중과 관련된 대처 부분에 대해 따로 나와 있지 않다. 왜냐하면, 방학 중에는 학생들이 학교에 나오지 않으므로 별도로 감염병 관리를 해야 하는 상황이 없기 때문이다. 국가 위기 상황이었던 코로나 감염병도 관심 단계로 관리 단계가 하향하였고, 코로나도 일반 감염병과 함께 학교 감염병 매뉴얼에 따라 교육과정 운영 시 적용하여 대응하면 된다.

감염병이 완치된 이후, 나이스에 감염병을 등록하고 보고하는 방법

예를 들어, 백일해 발생을 등록하고자 한다면, 학생 백일해 발생 시점이 방학 7월 28일쯤이었고, 정확히 백일해 완치가 방학 끝나기 전이었으면(8월 5일이라고 가정) 방학 중이므로 등교중지 처리는 불필요하다. 8월 5일에 완치된 감염병을 개학 후인 8월 12일 자에 나이스에서 등록 처리하는 방법은 아래와 같다.

1) 나이스 감염병 등록에서 백일해 발생 등록을 합니다. 발생인지 일을 7월 28일로 하고 백일해 의심으로 한다.

2) 등교중지 부분은 방학 중이어서 등교로 입력할 수 있는 상황은 아니다. 등교중지로 입력한다.(방학 중이니 출석 인정 처리는 불필요) 이렇게 감염병 발생 등록을 먼저 한다.

3) 발생 등록하고 나면 감염병 발생보고서를 교육청으로 보내는 제출 버튼을 눌러서 제출을 먼저 하고, 이후에 이 감염병 보고서를 내부 나이스 결재로 학교 관리자에게 결재를 올린다.(교감-교장)

4) 발생보고서를 교육청으로 제출하고 나면, 오늘 바로 감염병 수정 등록이 가능해진다.(교육청 제출을 먼저 완료하고 내부 결재를 올린 사항이기 때문에 내부 결재가 완료되지 않아도 수정이 가능한 부분) 감염병 보고 수정 탭에 들어가서 8월 5일로 감염병 완치로 수정하여 완치 보고서도 같은 날 교육청으로 제출 후 교감과 교장까지 결재를 올려두면 된다.

5) 정리하자면, 하루에 감염병 발생 사항을 소급 처리하는 부분이다. 발생 신고-완치 수정 보고까지 '두 건'을 하루에 동시에 처리하면 된다.

6) 여기에서 유의 사항은, 교육청 제출을 먼저 하고 교감, 교장 등 학교관리자 결

재는 그 이후에 진행해야 한다. 교감, 교장 등 학교관리자 결재를 먼저 올리면, 그 결재가 완료될 때까지 교육청 제출이 되지 않아 당일 완치 수정 보고가 불가능함으로 그 부분을 유의하여 처리한다.

7) 나이스 감염병 보고서 제출은 학교관리자 결재 전에 교육청 보고를 먼저 진행할 수도 있게 되어 있으므로 그 부분을 잘 활용하여 융통성 있게 업무처리를 진행하면 좋다.

8) 개학 이후에도 등교중지가 되는 학생들 보고는 개학하는 날 연락받은 학생들 발생인지 일만 설정하여 감염병 발생 보고를 일괄적으로 하면 된다. 그리고 난 다음에 학기 중에 완치되어 돌아오면 완치되어 등교한 학생을 한 명씩 완치일자에 맞춰 완치로 수정하여 보고한다.

5.

감염병 완치 후,
뒤늦은 발견

　학교에서 감염병 대응과 관련하여 일하다 보면 감염병 발병 사실을 담임교사에게 보고를 못 받고, 보건교사가 인지하지 못해서 감염병을 등록하지 못하고 지나가는 경우가 많다. 감염병이 완치되어서 등교할 때까지도 이 사실을 몰라서 보고를 못 할 때가 종종 있다. 이렇게 감염병 발생 사실을 교육청에 보고하지 못하는 부분이 생기게 될 때, 문제가 되는 부분은 없는지? 학생 수가 1,000명이 넘어가는 과대 학교에서는 감염병 발생 상황을 빠짐없이 파악하고 보고하는 부분이 불가능한데 어떻게 일을 처리해야 하는지 고민하는 질문이 보건 업무 도움방에 종종 올라온다.

　보통 학교 내에서 감염병 확산이 원인이 되어 심각한 상황이 발생하지 않는다면 큰 문제는 되지 않는다. 병원에서 감염병 진단받은 부분과 학교에서 보고하는 부분을 하나하나 대조를 하는 부분은 불가능하기 때문이다. 학교 내 감염병 관리 절차가 잘 이루어져 학교 내 감염병 확산이 되지 않았다면, 보고를 몇 개 빠뜨린다고 해서 큰 문제는 되지 않는다.

감염병을 나이스에 등록해 보고하는 부분은 교육청과 교육부의 감염병 통계 처리를 위한 목적이 크다. 따라서 나이스 등록은 보건소에서 법령에 따라 실시하는 감염병 발생 신고와는 다르다. 학교에서 나이스 감염병 보고는 법률로 정해진 법적 보고 부분은 아니며, 교육기관 내 감염병 발생 통계 편의를 위해 보고가 되는 부분이다.

여기에서 감염병 발생을 인지하지 못해서 보고를 못할 수도 있다. 하지만 보건교사는 최선을 다해 학교 내 감염병 발생 사실을 파악하고, 대응조치를 즉각적으로 할 수 있어야 한다. 감염병이 발생되면 학생 본인이나 학생 보호자가 담임교사에게 연락할 것이다. 그리고 담임교사는 보건교사에게 감염병 발생 사실을 바로바로 알려줄 수 있도록 해야 한다. 그래서 감염병 발생 사실을 비교적 빠짐없이 등록하려고 노력한다. 그러나 필요 이상으로 모든 감염병을 100% 빠짐없이 등록한다는 강박적인 마음으로는 관리하지는 않는다. 담임선생님께서 알려주지 못한 감염병 발생 상황은 보건교사도 인지하지 못한다. 그래서 등록을 못 하는 것은 어쩔 수 없다. 요즘에는 구글 수합 링크를 활용하여 감염병 발생 시마다 감염병 질병명, 의심 또는 확진 여부, 발생 인지일, 완치일 등의 표를 만들고 그 링크를 안내하여 간편하게 수합받아 학교 감염병 발생 상황을 좀 더 편리하게 관리를 한다.

학생 감염병 위기 대응 매뉴얼을 잘 보다 보면, 학교 내에서 매월 감염병 정보를 생성해서 안내하도록 언급되어 있다. 이 부분을 보건교사는 보건 소식지나 가정통신문을 통해서 안내하게 된다. 또한 특정 감염병 빈발 시기가 도래하면 수두나 인플루엔자 등의 감염병 정보를 담은 가정통신문을 별도로 작성하여 안내한다. 이럴 때 학생과 학부모에게 보내는 가정통신문만 작성하는 것이 아니라, 교직원에게도 업무 메신저를 통해 안내하면 좋다. 업무 메신저를 보낼 때, 매월 또는 계절별로 어떤 감염병을 유의해야 하는지에 대한 정보와 함께 감염병 발생 시 바로 보건교사가 수합하는 구글 링크에 입력할 수 있도록 반복적으로 안내를 한다. 과대 학급에서는 감염병 발생과 관련된 수합이 어려움으로 구글 수합 링크를 이용해 업무처리를 한다면 편리할 것이다. 이 구글 링크를 매월 날짜를 정해서 주기적으로 안내를 한다면 감염병 발생을 관리하는 부분이 좀 더 수월하다.

문의 감염병에 걸렸다는 사실을 감염병이 완치된 이후에 알게 되면, 통상적으로 보고를 안 하는 게 맞죠? 교감 선생님께서 보고하라고 하셔서 어떻게 말씀을 드려야 할지 모르겠습니다.

답변 지금은 완치된 이후에 알았더라도 교감 선생님께서 보고하라고 한 상황이니 원칙적으로 진행합니다. 감염병 발생 사실을 인지했으면 완치가 된 이후 알았더라도 보고를 하는 부분이 맞습니다.

첫 번째 방법으로는 교감 선생님이신 학교관리자가 보고를 원하시니, 교육청에는 보고하지 않고, 학교 내부 결재만 나이스로 올리는 방법이 있습니다. 이때는 감염병 완치 후에 인지한 부분이므로 나이스 감염병에 처음부터 '완치'로 입력하여 감염병을 등록합니다. 그렇게 되면 교육청으로 제출하는 제출 버튼은 활성화되지 않습니다. 그러므로 교육청 제출은 생략하고 학교 내 보고만 교감−교장을 결재란에 넣어 내부 결재를 올리고 보고를 진행하면 됩니다.

두 번째 방법으로는 완치 이후에 알았더라도 발생인지 일을 대략 산정하여 감염병 '발생' 보고를 먼저 합니다. 그 이후에 감염병 '완치' 보고까지 하는 방법이 있습니다. 이때는 교육청 제출도 이루어져야 하는 부분이며, 결재는 감염병 발생 보고와 완치 보고 2건이 한 번에 이루어져야 합니다. 그래서 감염병 발생 보고와 완치 보고를 하루에 올려야 해서 교육청 담당자와 학교관리자가 의아해할 수도 있습니다.

여기에서 두 번째 방법인 '발생' 보고와 '완치' 보고를 둘 다 하는 것이 원칙적인 부분이긴 합니다. 두 번째 방법으로 진행을 한다면 교감 선생님에게 하루에 발생 보고와 완치 보고 2건이 한 번에 올라가니 결재를 부탁드린다고 설명을 해야 합니다. 이 두 번째 보고 방법에 대한 절차는 이전 글 좀 더 상세하게 풀어서 안내하였습니다.(이전 글 「방학 중에 감염병이 발생했다고 해요!」 참고 바랍니다.)

그리고 이 부분은 보통 학생이 완치되어 학교에 나온 상황이고 이미 시일이 지났으니, 교육청 통계를 위한 나이스 보고는 굳이 하지 않는 경우가 많습니다. 왜냐하면, 보건교사가 전교생의 감염병 발생을 한 명도 빠짐없이 파악하는 것도 담임교사들의 협조가 필요한 사항으로 100% 완벽하게 파악한다는 것 자체가 불가능하기 때문입니다. 따라서 융통성 있게 보고를 하지 않고 넘어가는 경우가 많습니다. 또한, 학교 내 감염병 확산이 심각해져 보건소 역학조사가 이루어지는 사항도 아닌데, 굳이 지나간 감염병을 하나하나 다시 확인하는 행정업무를 늘릴 필요는 없습니다. 이 부분에 너무 집중하다 보면 보건실 운영에서 있어서 더 중요한 일들인 보건실 이용자 지도, 응급환자 이송에 따른 의료적 판단 등의 주요한 업무들을 처리하는 데도 방해가 됩니다. 그래서 다양한 업무들을 동시에 처리할 때는 우선순위를 적용하여 융통성 있게 업무처리를 해야 할 필요성이 있습니다.

6.

등교중지, 어떻게 처리해요?
교직원과 학생의 등교중지 사항

질문 사항 모음

1) 코로나 격리 기간이 의사 소견에 따른다고 했는데, 격리 기간이 표시되어 있지 않은 진단서를 들고 오면 혹시 출석 인정을 언제까지 적용해야 할까요?

2) 2024년 5월 1일 이후 기준 출결 평가 기록 가이드라인은 폐지되었는데, 코로나 증상이 있어서 병원에서 검사 후에 음성이라면 당일 출석 인정이 가능한가요? 아니면 질병 결석으로 진행해야 할까요?

3) 교직원이 코로나에 걸렸다고 하는데, 법적으로 격리가 의무는 아니니 그냥 출근해도 되는 건가요? 아니면 학교에서 코로나 전파 가능 기간은 출근 중지를 권유해야 하는 건가요?

4) 교직원 코로나도 공가 처리되는 건가요?

1. 코로나는 전파 가능한 감염성 질병이다. 학교보건법 제8조에 따라 학교장은 감염병에 걸렸거나, 감염된 것으로 의심되거나, 감염될 우려가 있는 학생 또는 교직원에 대하여 등교를 중지시킬 수 있다.

2. 코로나는 현재 주요증상이 소실된 후 24시간이 지나면 된다는 격리 기간이 나와 있다. 이 부분에 있어 보건교사가 등교중지 기간을 산정할 때 어려움을 느낀다. 왜냐하면, 주요증상이 소실된 시점이 어느 시점인지에 따라 격리 해제 기간이 모호해지기 때문이다. 그래서 의사 소견서에 구체적인 격리 일자를 적어 올 수 있도록 한다. 그런데 의사 소견서에 이런 부분을 구체적으로 작성을 해주는 경우가 드물다.

의사 소견서에 구체적인 격리 일자가 없는 경우, 3차 학교 감염병 대응 매뉴얼에 따라 보건교사가 융통성 있게 등교중지 기간을 산정하기도 한다. 이때 이전 지침을 적용하여 코로나가 진단된 경우 5일로 등교중지 기간을 결정하는 경우가 많다. 여기에서 주의해야 할 사항은 코로나 진단이라고 해서 무조건 5일 기준을 일괄적으로 적용하면 안된다.

2024년 5월 1일 이후로 질병관리청의 코로나 격리 기간은 '주요증상이 소실 후 24시간 이후'로 설정이 되었다. 그 이유는 사람마다 코로나 주요 증상이 소실되는 시점은 다르지만, 주요증상이 소실되고 24시간이 지나면 전파력이 감소하기 때문에 이런 격리 기간이 설정된 것이다. 그러므로 학생이 코로나를 진단받은 후 하루 만에 증상이 다 소실되었고, 24시간이 지난 시점. 즉, 2일이 지난 후 등교를 한다고 하면 2일 후에 등교중지는 해제할 수 있다. 만약, 코로나를 진단받고, 증상 소실이 다 되었다고 하여 최소 기준인 2일이 되지 않은 상태에서 하루 만에 등교하겠다고 한다면 그 부분은 안된다. 증상 소실 기간을 최소 하루로 잡더라도 그 후 24시간이 지나야 하므로 무리하게 등교를 하고 싶어도 2일은 지난 후 등교를 할 수 있도록 안내한다.

3. 감염병 확진 또는 의심되는 교직원은 병가 또는 재택근무 적용, 학생은 출석 인정된다. 따라서, 코로나 의심 증상이 있어 코로나 검사를 받았다면 검사를 받은 당일은 코로나 '음성' 결과가 확인될 때까지 출석 인정이 가능하다.(코로나 검사 결과가 확진으로 나왔다면 당연히 검사 기간을 포함하여 등교중지 및 출석 인정이 가능하며, 검사 결과가 '음성'으로 나왔더라도 코로나가 '의심'되어 검사가 진행된 것이기 때문에 검사 진행되어 결과가 나오는 일자까지 등교중지 및 출석 인정이 가능하다.)

4. 교직원 공가 처리는 안 된다. 교직원 공가 처리는 코로나 위기 심각과 경계 단계일 때 코로나 접촉자, 코로나 예방접종, 코로나 검사 시에 한시적으로 적용된 부분이다. 현재 2024년 5월 1일 자 코로나 위기 단계가 관심으로 하향한 이후부터 공가 적용 사항은 없다.

5. 감염병 관리법상으로는 코로나의 법적 방역 조치는 해제가 되고(법적으로 적용된 강제적 격리 상황) 자율방역 실천으로 전환되었다. 그래서 코로나도 일반 감염병과 함께 학교보건법 제8조를 적용하여 관리한다. 이때의 등교중지 권한은 학교 내 감염병 전파 가능성을 고려하여 학교장 재량으로 결정된다. 따라서, 등교중지 결정자는 학교장이므로 보건교사는 코로나 환자에 대해서 학교 내 감염병 전파를 줄이기 위해 등교중지를 권하

는 것이 적절하다. 교직원의 경우, 학교장이 등교중지를 명하지 않는다 해도, 본인이 병가를 사용할 수 있는 권리가 있으므로 교직원 본인에게도 병가를 사용할 수 있는 선택권이 있다. 결론적으로, 보건교사는 해당 코로나 환자를 교직원이면 병가를 내어서 가정에서 쉬도록 권하면 되고, 학생은 등교중지와 그에 따른 출석 인정을 통해 가정에서 질병을 관리할 수 있도록 안내하면 된다.

문의 2024년 5월 1일 이후 기준으로 코로나 확진자 등교중지 기간은 주말 포함해서 최대 5일까지 등교중지가 맞고, 출석 인정도 주말 포함 최대 5일까지만이고, 5일이 지났을 때 결석은 병결이 되는 게 맞나요?

답변 현재 코로나의 잠복기와 전파기는 1일~최대 14일까지로 질병관리청 안내에 나와 있습니다. 이 의미는 사람마다 잠복기와 전파기가 제각각이라는 말이 됩니다. 그래서 2024년 5월 1일 이후로 코로나 격리 기간이 주요증상이 소실 후 24시간 이후로 설정이 되었습니다. 그 이유가 사람마다 코로나 주요증상이 소실되는 일자는 다 다르지만, 주요증상이 소실되고 24시간이 지나면 전파력이 감소하기 때문입니다. 따라서, 일괄적으로 5일 등교중지를 모든 사람에게 동일하게 적용할 수 없습니다. 대부분 감염병은 의심 증상 발현기부터~증상 완치되어 학교 나올 때까지 전 기간을 등교중지 기간으로 적용해야 하고 이 기간은 출석이 인정되어야 합니다.

만약, 코로나 증상이 14일 동안 남아 있는 사람이라면 14일 동안도 등교

중지가 되어야 하고 출석 인정도 되어야 합니다. 사람마다 증상 소실 기간이 달라서 최대 5일 기준이라는 부분을 일괄 적용하면 안 됩니다. 코로나 증상이 2일 만에 소실되어 끝나는 사람도 있고 6일 7일 10일까지 가는 사람도 있을 것입니다. 그러니 최대 5일만 출석 인정해 주는 부분은 잘 못된 부분입니다. 모호할 때는 융통성 있게 이전 지침인 5일로 일괄 적용할 수 있으나, 학생이 5일이 지난 이후에도 코로나 증상이 남아 있어 병원 진료를 받은 확인서 또는 진단서를 받아 온다면 등교중지 및 출석 인정 처리가 되어야 합니다.

7.

'잠복 결핵'은
'활동성 결핵'이 아니에요

✚

    학교 교직원을 대상으로 하는 활동성 결핵 검사와 잠복 결핵 검사가 2023년도에 본격적으로 진행되기 시작한 이후부터, 잠복 결핵 양성 판정을 받은 교직원이 발견되기 시작하였다. '활동성 결핵은 아닌데, 잠복 결핵 양성일 경우에는 보건교사가 어떻게 대처해야 하는 부분인지?'에 대한 문의가 많았다. 그리고 잠복 결핵을 활동성 결핵과 혼동하는 경우가 있기도 하였다. 이렇게 활동성 결핵과 혼동하는 경우 결핵은 공기 전파가 빠르게 되는 감염성 질환이므로 '잠복 결핵도 학교 출근 중지를 해야 하는지?'에 대한 문의가 있었다.

    그 부분에 대해서 이야기를 해보자면, 잠복 결핵이 양성이어도 그게 환자라는 뜻은 아니다. 잠복 결핵은 말 그대로 결핵균이 잠복해 있다는 뜻으로 결핵에 걸린 것이 아니며, 결핵 증상도 없고, 전파되지도 않는다. 잠복 결핵이 양성 판정이 된 경우, 결핵균을 몸에 가지고 있으면서 평생 생활하게 된다. 이 결핵균이 활성화되어 활동성 결핵이 될 확률은 10% 정도밖에 되지 않는다. 그래서 잠복 결핵 양성 판정을 받았다고 하더라도 활동성 결핵으로 발병하기 전까지는 일상생활을 하면 된다. 그래서 학교에서 잠복 결핵 양성 판정을 받은 교직원에게 출근하지 않도록 하거나, 잠복 결핵 치료를 받고 오라고 강요는 하지 않는다.

잠복 결핵 양성 판정을 받게 되면 현재 활동성 결핵이 아니더라도 본인이 면역력이 약해지거나 호흡기계 질환이 발생할 경우 10%의 확률로 활동성 결핵이 될 수 있다. 이 10%의 가능성도 조심하기 위해 잠복 결핵도 치료할 수 있도록 약물치료를 권유한다. 보통 잠복 결핵 약물치료 과정에서 부작용이 발생할 수 있어서 각자 본인의 현재 몸 상태에 따라 의사 선생님과 상담 후 잠복 결핵 약물치료 여부를 결정한다.

정리하자면, 학교 근무는 활동성 결핵이 아니므로 출근하면 된다. 그리고 본인의 의사에 따라 잠복 결핵 약물치료받을 수 있도록 안내한다. 보통 잠복 결핵 약물치료는 근처 보건소로 연락할 수 있도록 안내하고 본인 스스로 잠복 결핵을 치료할지, 하지 않을지는 의사랑 상담해 볼 수 있도록 설명한다. 여기에서 잠복 결핵 치료를 하지 않는다고 하여 근무와 일상생활에 불이익을 주어서는 안 된다.

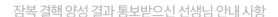

잠복 결핵 양성 결과 통보받으신 선생님 안내 사항

잠복 결핵은 결핵균이 몸속에 숨어있는 상태로 증상도 없고 전염성도 없어 학교 근무에 전혀 지장을 주지 않습니다. 다만 면역력이 약해지면 숨어있던 결핵균 증식으로 결핵이 발병할 소지가 있어 치료를 권장하고 있습니다. 즉, 치료는 선택사항입니다.

결핵균을 치료하면 결핵 발병률을 80% 이상 낮출 수 있습니다.

치료비는 나라에서 지원하여 본인 부담 비용이 없습니다.

치료는 투약 치료로 이루어지며 주소지 관할 보건소 결핵 담당으로 전화 문의 후 방문하면 됩니다. 치료하지 않을 경우, 본인의 건강관리를 위하여 3개월에 한 번씩 1년간 흉부 X선 검사를 받아 활동성 결핵이 진행되지 않는지 감시해야 하나, 학교에서 X선 검사 여부는 확인하지 않습니다.

8.

폐렴은 등교중지가 되나요?

✚

폐렴(pneumonia)은 세균이나 바이러스에 의해 세기관지 이하 폐 조직에 염증이 발생하는 감염성 질환이다. 그런데 화학물질이나 구토 물질 흡입으로도 폐렴은 발생하기도 한다. 이러한 폐렴의 다양한 원인으로 인해 의사 진단서에 '상세 불명의 폐렴'이라는 진단명이 있으면, 폐렴의 원인을 모른다. 따라서 학교에서는 상세 불명의 폐렴을 등교중지도 하지 않고, 출석 인정도 하지 않는 경우가 많다.

여기에서 우리가 생각해 보아야 할 부분은 원인을 모르는 폐렴이면 감염성이 있는 폐렴일 수도 있다. 원인을 모른다고 감염성이 없는 것으로 단정하여 폐렴에 걸린 학생을 등교시키는 게 맞는 방향일까?

코로나의 주 증상으로 폐렴이 있다. 코로나가 상기도에 발생하였다가 폐로 침범하면 폐렴이다. '폐렴이 등교중지 되는가?'라는 물음에 답변이 어려운 이유는 폐렴이라는 질환의 원인 다양성 때문이다. 보통 독감이 심해지면 폐렴이 오기도 하고, 각종 호흡기 감염병의 끝에는 폐렴이 나타난다. 그러므로 폐렴은 '원인이 무엇인가?'에 따라서 등교중지를 판단해야 한다. 그런데, 등교 시에 제출하는 서류(의사 소견서, 진단서, 확인서 등)에는 감염성이 있어 등교중지가 필요하다는 소견이 없다. 폐렴은 보통 입원 후 치료를 받고 퇴원하지만, 대형 병원 의사들은 출석 인정에 중요한 폐렴의 원인, 감염성이 있어 등교중지가 필요하다는 소견서를 잘 써주지 않는다. 왜냐하면, 병원에서도 폐렴의 원인이 되는 세균이나 바이러스가 무엇인지 모른다. 그래서 이 세균과 바이러스의 종류가 전염성이 있는 부분의 폐렴인지 아닌지를 명확하게 구분하기가 힘들어서 소견서에는 명확하게 써주지 못한다.

병원에서 상세 불명의 폐렴 진단은 대부분 엑스레이와 같은 간단한 검사로 폐의 염증을 확인한다. 그렇게 되면 폐의 염증이 있다는 사실은 알지만, 그 폐렴의 원인균이 무엇인지는 알지 못하는 상태가 된다. 병원에서는 폐렴의 원인균을 알기 위해 무리하게 각종 검사를 진행하지는 않는다. 왜냐하면, 폐렴의 원인균을 밝히지 않고도 항생제 처방을 통해 폐렴을 치료할 수 있기 때문이다. 따라서 병원에서는 폐에 있는 염증을 치료하지만, 원인균이 무엇이었는지 굳이 밝히지 않고 치료하는 경우가 많다. 이러한 병원에서의 폐렴 치료 과정을 생각해 본다면, 진단서에 표기되는 상세 불명의 폐렴도 감염병일 가능성이 있으니 그 부분을 판단해서 등교중지를 해야 하지 않을까?

흡인성 폐렴이 원인이 아닌 이상 세균과 바이러스 질환에 의해 오는 폐렴이라면, 대부분 세균과 바이러스는 타인에게 전파력이 있다고 판단 할 수 있다. 그래서 엄밀히 따지고 보면 대부분의 '상세 불명의 폐렴' 진단명은 흡인성 폐렴이 아니기 때문에 등교중지 대상이 될 수 있다. 전파 가능성이 있는 세균이나 바이러스의 원인에 의한 폐렴이긴 하나 그 원인 세균과 바이러스는 명확하게 모르는 상태일 때 '상세 불명의 폐렴' 진단이 나온다는 점을 보건교사는 의료인으로서 인지하고 있어야 한다. 병원에서는 문진을 통해 다양한 상황들을 파악한 후, 이물질이 흡인된 상황이 있었다면, 상세 불명의 폐렴이 아닌 흡인성 폐렴이라고 진단명이 나올 수도 있기 때문이다. 대부분의 세균과 바이러스 질환이 전파성이 있는 부분을 고려한다면, 상세 불명의 폐렴은 등교중지가 되어야 하는 질환이다.

따라서, 보건교사가 이러한 폐렴의 감염성 여부를 판단하여 등교중지를 결정했다면 출결 부서에서는 출석 인정을 해주어야 한다. 출석 인정을 해야 할 때의 서류 기준은 출결 부서에서 결정하게 된다. 여기에서 보건교사는 진단서에 '폐렴'이라는 진단명이 있다면 감염성 질환에 의한 등교중지 사항임을 안내하고, 출석 인정을 융통성 있게 해줄 수 있도록 의견을 낼 수 있다.

문의 작년에 워낙 폐렴에 대한 담임교사 문의가 많아서, 폐렴의 원인은 바이러스 세균, 분진, 여러 질환이나 수술 등 합병증 등 다양하므로 진단서에 격리가 필요하다는 기재된 내용 없는 단순 폐렴이라면 격리를 해야 할지 말지 보건교사가 결정할 권한이 없다고 답을 했었습니다. 그런데 위에 답변을 보니 제가 이제까지 잘못 안내한 부분인가요? 일단 폐렴이면 출석이 인정된다고 안내를 하는 게 맞을까요?

답변   보건교사는 출석 인정을 안내하는 부분이 아니라, 감염병에 따른 학교 내 전파방지를 위해 등교중지를 결정합니다. 보건교사가 등교중지를 결정하면, 출결 부서에서는 감염병 전파방지를 위해 그 학생이 학교를 나오고 싶어도 못 나오는 상황이 되었으니 다양한 출결 처리 기준 중에서 출석 인정을 해줄 수 있도록 하는 절차가 이루어집니다.

등교중지를 해야 하는 다양한 전염성 질환의 원인이 되는 폐렴일 수 있으나 현재 학교에서의 출석 인정 체계 증빙자료로 의사 진단서와 소견서가 있어야 합니다. 등교중지와 관련되어 출석 인정까지 생각한다면 병원 진단서에 '격리 요함'이라는 멘트가 현재 있어야 하는 상황이긴 합니다. 대부분 학교에서 폐렴을 병결이 아닌 출석 인정을 받으려면 의사 진단서나 소견서 등에 '격리를 요한다'라는 문구를 삽입하거나, 폐렴의 원인이 되는 질환인 감염병 명칭이 명시가 되었을 때 출결 부서에서 출석 인정을 해줍니다.

이때 보건교사는 고민이 되는 부분이 있습니다. 폐렴도 어떠한 감염병과 관련된 폐의 염증일 수 있기 때문에 등교중지를 해야 하는 부분 일 수 있어 등교중지가 되어야 하는 질환이라고 말씀은 드립니다. 그러나 진단서가 모호한데 출석 인정 처리까지 되는 부분은 맞는지 보건교사에게 결정을 해달라고 요청을 해온다면, 출결 부서 권한을 침범하는 월권이 됩니다. 그래서 단어 선택을 할 때 출석 인정이 된다고 보건교사가 말을 하는 것보다, 학생들의 학교 내 감염병 전파방지를 위해서 폐렴도 등교중지가 가능한 질환인 부분까지만 안내합니다.

그리고 그 이후 출결 처리 부분에 대해서는 출결 부서에서 처리할 수 있도록 하면 됩니다. 여기에서 출석 인정을 해야 할 때의 서류 기준은 출결 부서에서 결정합니다. 그때 보건교사는 진단서에 '폐렴'이라는 진단명이 있다면 '격리 요함'이라는 문구가 없어도 출석 인정을 융통성 있게 해줄 수 있도록 의견을 낼 수는 있습니다.

9.

대상포진도 수두처럼
등교중지를 해야 하나요?

대상포진은 수두-대상포진 바이러스(Varicella-zoster virus, VZV)에 의해 유발되는 감염성 질환이다. 이 바이러스는 수두(Chickenpox)를 일으키는 바이러스와 같다. 그렇다면, 대상포진의 전파성은 수두와 같을까? 원인이 되는 바이러스는 같은 질환이지만, 전파성은 다르다.

수두는 공기를 통해 전파될 수 있다. 명확히 말하자면, 수두는 비말전파와 접촉전파의 2가지 경로로 전파가 된다. 수두 바이러스가 감염된 사람의 기침, 재채기, 대화 등으로 바이러스가 공기 중에 떠다니다가 다른 사람이 숨을 쉴 때 흡입하게 되어 전파될 수 있으며, 감염된 사람의 수두 발진이나 물집에 직접 접촉하거나 감염된 사람의 침구, 수건, 장난감 등을 통해 간접적으로 전파될 수도 있다. 따라서 수두는 전염성이 높은 질병이므로, 감염된 사람과의 접촉을 피하고 예방접종을 받는 것이 중요하다. 그래서 법정 감염병으로도 지정이 되고 학교에서도 등교중지가 바로 되는 감염병이다. 반면에, 같은 종류의 바이러스 질환이라도 대상포진은 수두

보다 전파력이 낮다. 대상포진은 주로 피부 위에 발진이나 물집을 형성하며, 이러한 발진이나 물집이 직접 접촉을 통해 다른 사람에게 전파될 수 있다. 피부 접촉이 있어야만 전파가 가능하므로, 공기감염과 비말감염되는 질병보다는 전파성은 낮다. 또한, 대상포진은 수두와 달리 법정 감염병은 아니다. 따라서 본인이 개인위생 수칙을 잘 지킨다면 등교는 가능하다. 즉, 대상포진은 등교중지가 필수인 감염병은 아니다. 그러나 대상포진에 걸린 사람 발진이나 물집에 접촉한 후 다른 부위를 만지면 그 부위로 바이러스가 전파될 수 있으므로 대상포진에 걸린 사람의 발진이나 물집을 만지지 않도록 주의해야 한다. 필요에 따라 학생들이 서로 접촉하는 경우가 빈번하다고 판단되어 학교 내 전파성이 우려된다면 보건교사의 판단하에 학교장 명으로 내릴 수 있는 등교중지를 결정하기도 한다.

대상포진 의심 시 보건실 대처방안

1. 대상포진 의심 증상 확인: 대상포진은 일반적으로 몸의 한쪽에 통증, 발진, 수포 등의 증상을 일으킨다. 이 바이러스는 신경절을 따라 이동하여 해당 신경절에 손상을 일으키기 때문에 증상이 한쪽에 집중되는 경우가 많다. 가장 흔히 발생하는 부위인 몸통(어깨 부위, 복부 옆구리, 측면 갈비뼈 부근), 얼굴(삼차신경), 팔, 다리 등에 수포성 발진이 자주 나타나는 부위에 몰려서 있는지 확인한다. 대상포진은 신경절을 타고 나타나므로 뻐근하거나 따끔거리는 통증에서부터 가벼운 접촉에도 심한 통증을 호소, 발진과 수포로 인해 가려움증(소양감)이 발생할 수도 있고, 발열을 동반할 수도 있다.

2. 병원 안내: 대상포진 증상이 의심되면, 학교에서는 학부모에게 연락하여 병원 진료를 받아 볼 수 있도록 안내한다. 학생의 통증이 심하다면 빠른 조퇴를 통해 병원을 보내는 것이 좋고, 바로 병원에 가기 힘든 상황이라면 접촉전파만 주의하면 되고 등교중지를 반드시 해야 하는 수두와 같이 전파성이 강한 감염병 부분은 아니기 때문에 학교에 있는 동안 개인위생 수칙을 잘 지키도록 한 후, 방과 후에 병원을 방문해도 괜찮다.

3. 피부 관리: 발진과 수포가 발생한 부위를 깨끗하고 건조하게 유지한다. 발진 부위를 긁지 않도록 주의하고, 필요한 경우 소양감을 완화해 줄 수 있는 연고 제제(항히스타민 제제가 포함된 쎄레마일드 연고나 칼라민 연고)를 도포한다. 얼음 찜질을 통해 가려움과 통증을 감소시킬 수 있다.

4. 휴식: 대상포진은 면역력이 저하되어 몸 안에 잠재되어 있던 바이러스가 발현한 것임으로 피로를 완화하기 위해 충분한 휴식을 취할 수 있도록 보건실 침상 안정을 권유할 수 있다.

5. 통증 관리: 통증이 심각하다면(조그마한 접촉에도 심한 통증을 느끼는 경우) 보건실에 있는 일반의약품 진통제(타이레놀 등) 종류를 단회적으로 사용할 수 있다. 초등은 되도록 투약하지 않고 통증이 심하다면 이른 시간 안에 보호자와 함께 병원을 가도록 한다. 중고등학생의 경우는 진통제 투약을 해볼 수 있다.

6. 추가 참고 사항: 대상포진은 예방을 위해 수두–대상포진 백신을 접종하기도 한다. 특히 50세 이상의 성인이나 면역력이 약한 사람은 예방접종을 권유하는 경우가 많다.

에필로그

✚

    이 책을 마무리하며, 보건교사로서의 경험과 노하우를 공유할 수 있어서 큰 보람을 느꼈습니다. 이 책을 통해 제가 보건실을 운영하는 과정에서 겪은 어려움과 그 과정을 해결하는 방향에 관해 이야기하고 싶었습니다. 홀로 보건실을 운영하며 걱정하는 날들이 많은 신규 보건교사들과 동료 보건교사들에게 도움이 되는 책이길 바랍니다. 보건실 운영에 대한 고민이 많은 만큼, 보건실 운영에 대한 정답은 정해져 있지 않습니다. 저 또한 지금도 보건실 운영에 대한 고민은 계속되고 있습니다. 그래도 지금은 머뭇거리며 불안한 마음을 가지고 보건실 운영을 했던 예전과는 달리, 보건실 운영에 자신감이 생긴 저의 모습을 보게 됩니다.

    보건교사로서 학교에 있는 유일한 의료인이라는 역할은 매우 중요하고 의미 있는 일입니다. 학교 안에서 의료인이 아닌, 다른 교사는 할 수 없는 배타적 전문성이 요구되는 보건교사만이 할 수 있는 역할이 있습니다. 이 책이 보건교사로서의 여정에서 작은 도움이 되었기를 바랍니다. 보건교사들은 서로 다른 학교에서 일하지만, 우리는 모두 학생들의 건강을 위해 노력하고 있습니다. 이 책을 통해 보건실 운영에 초점을 맞춘 보건교사 간의 정보공유와 협력이 더욱 활발해지기를 바랍니다.

마지막으로, 이 책이 세상에 나올 수 있게 도와주신 모든 분께 감사 인사를 전합니다. 새로운 보건실 운영의 관점을 알게 해준 전국보건교사노조에서 활동하는 박주영 위원장님과 보건 선생님들. ㈜코스모스메딕(Cosmos Medic)을 운영하시는 김지훈 선생님. 응원해 주시는 우리 가족과 친구들 그리고 동료들. 마지막으로 제가 보건교사로서 다양한 경험을 통해 성장할 수 있도록 도와주는 학생들에게 특별한 감사를 전합니다. 이분들의 지지와 격려는 제가 학교 유일한 의료인이라는 보건교사로서의 자신감을 가지고 성장할 수 있는 밑바탕이 되었습니다. 그리고 이 책을 쓸 수 있는 시작점이 되었습니다.

앞으로도 저는 보건교사의 역할을 충실히 수행하며, 학생들의 건강과 행복한 학교생활을 위해 노력할 것입니다. 이 책을 읽는 모든 분이 보건교사의 역할에 대한 이해와 격려를 받을 수 있기를 바랍니다. 또한, 보건교사는 학교의 유일한 의료인이라는 자긍심과 자신감도 가져나가길 바랍니다.